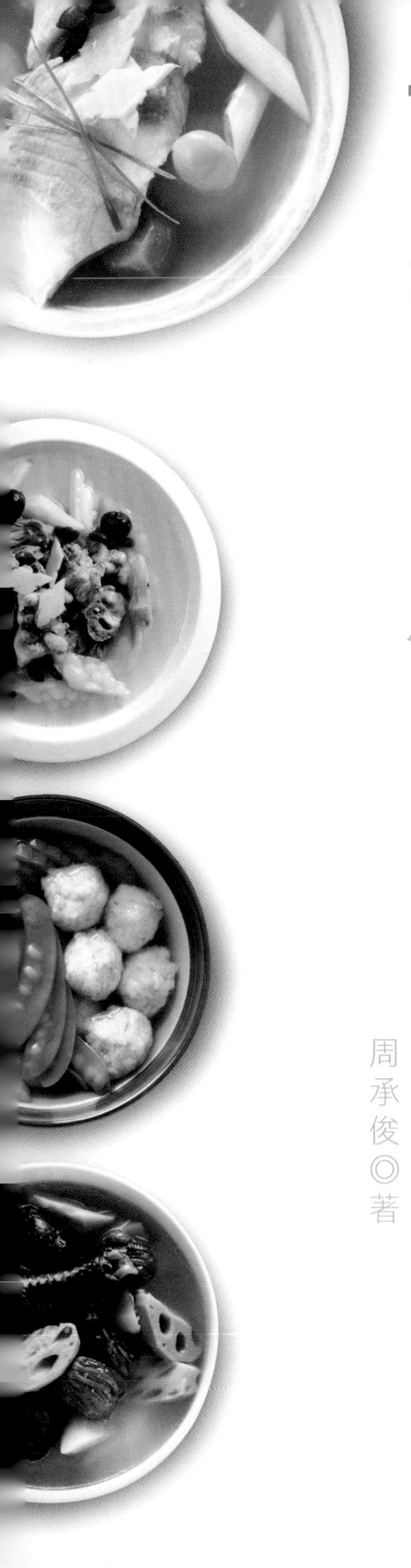

夏日湯水

清涼補

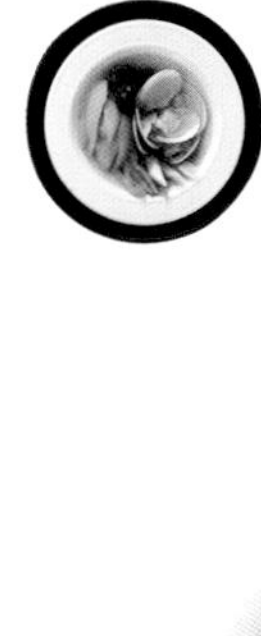

夏季無病三分虛，虛則補之。
這是養生之道，夏天炎熱，只適合清涼補。
周老師教你在家為家人燉煮不同的湯水清涼補。

周承俊◎著

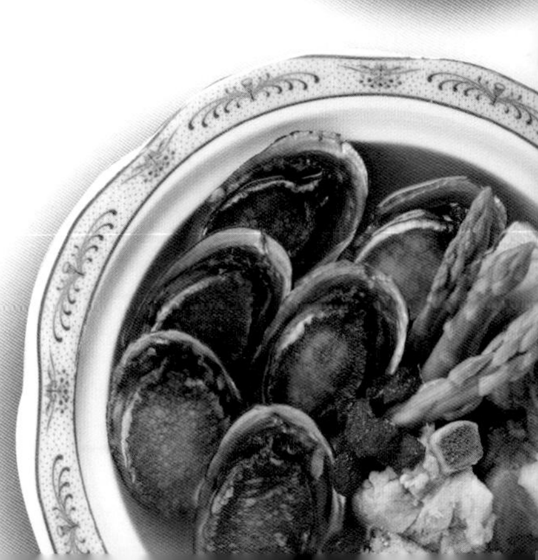

湯湯水水補一夏

「什麼！夏天也要進補喔？」

每次我到社區大學上烹飪課，提到夏補觀念時，總引起學員一陣嘩然，很多人不知道夏天有進補之必要，那是因為對中國老祖宗的食補智慧了解不夠透徹的緣故。

亞熱帶的台灣夏季漫長炎熱，是一年四季中人體消耗能量最多的季節，加上晝長夜短，活動多、工作時間長，消化功能卻因氣候炎熱減弱，很容易食慾不振，難怪古人說「夏季無病三分虛」，這段期間特別需要補充能量與營養。日本人習慣在土用丑日（夏至）當天吃鰻魚補充能量，擅於食補的中國人又怎麼能輕忽這個養生的重要關鍵？！

中醫治病講究「虛則補之，實則瀉之」，這也是食補養生的法則，一般來說夏季宜清補。湯水是我們每天都要吃的東西，人體 70% 是水分，炎炎暑夏利用湯湯水水來進補，是最實用也最有效的養生方法。以我家為例，每年到了夏天，有幾款茶飲絕對不會缺席，用杭菊、山楂、決明子泡的山楂杭菊蜂蜜茶；或用西洋蔘加枸杞、黃耆和西瓜皮的白皮肉部位同煮的洋蔘翠衣茶；以及用玫瑰花、普洱泡的玫瑰普洱蜂蜜茶，都是能消暑清熱、美膚通便的涼夏好茶。透早起床煮或泡上一大壺，一整天隨時可以補充元氣。

因為家人不同的體質，我在夏季也會針對他們的需要燉煮不同的湯水，荳蔻年華的女兒下肢循環不佳，容易水腫，我常為她煮赤小豆和薏仁湯；太太愛美又怕胖，冬瓜蓮子湯祛暑清熱又能美白降脂；發育期的兒子需要補充蛋白質，牛蒡燉排骨湯、荷藕烏雞湯，讓他頭好壯壯。至於我自己，平日授課、打電腦，腦力和視力的負擔不小，蘆筍黨蔘燉九孔、魚翅瓜田雞湯是讓我總能保持活力的撇步。

在這本食譜中，我把這些夏季家常養生湯水一一介紹出來，運用當季盛產的食料，輔以中藥材來提性及調味，進而達到調養五臟神志的目的，希望傳達的正是《黃帝內經》中「上工治未病，中工治已病」的養生精神，讓每個人都能成為家庭中的營養保健守護員。

周承俊

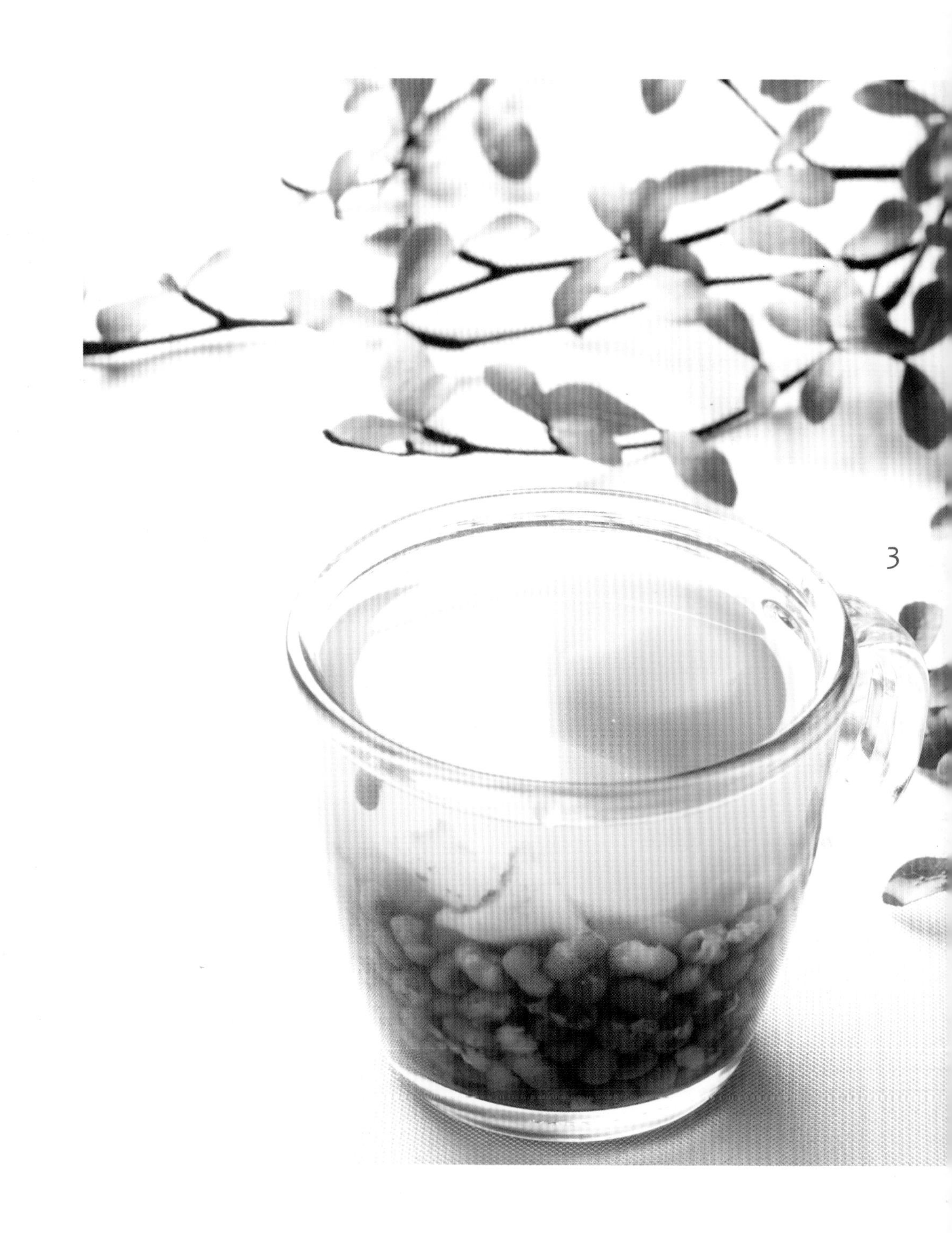

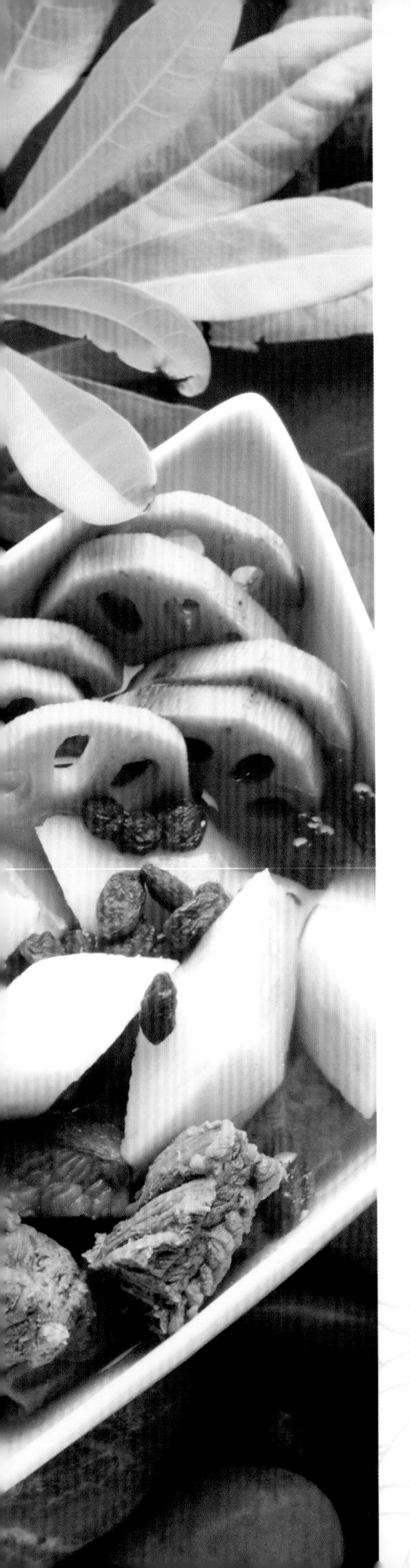

目錄 contents

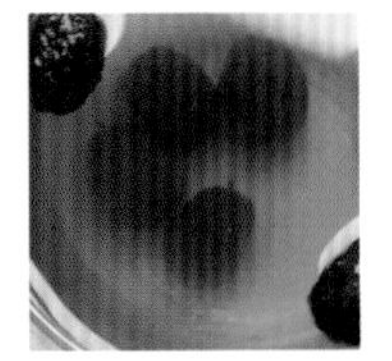

涼夏茶飲 & 糖水

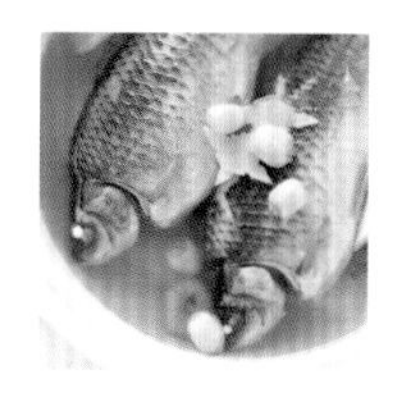
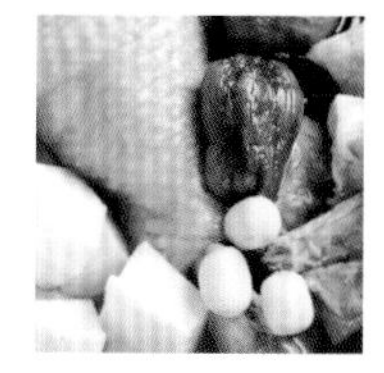
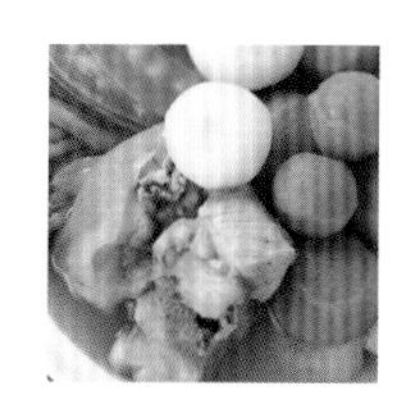

夏日好湯。水產

夏日好湯。肉類

夏日好湯。蔬食

夏季食養，這麼吃就對了！

夏天開始於農曆的立夏，結束於立秋，
共有包括立夏、小滿、芒種、夏至、小暑、大暑等六個節氣，
台灣位在亞熱帶，夏季特別長，這段時間的養護也顯得格外重要。

養生首部曲＞清熱消暑、健脾益氣

夏天氣候炎熱，人的腠理體表大量排汗，消化系統卻變弱，特別對蛋白質和脂肪的消化力都降低，同時酷暑逼人，食慾容易不振，烹飪要以清淡為上，食物的攝取則以好消化的蔬菜瓜果為主，進補則採清淡平補。

初夏進補以性涼且可清虛火的西洋蔘，以及性味甘平補氣的蔘鬚為主要藥材，最簡易的養生法，諸如搭配杭菊、枸杞沖泡成茶飲，一整天隨時補充元氣。此外，夏季流汗多，一定要記得隨時補充水分，家裡常備置一些養生茶飲，如菊花茶、山楂水梨茶、洋蔘蓮子茶，都能收清心、解熱除煩之效。此外也可以多吃富含水分的蔬菜，像這個季節盛產的瓜類蔬果，是很好的養生選擇。

尤其想利用初夏趕快瘦身的人，不妨多吃些當令瓜果，像冬瓜具有排溼氣、利小便，消水腫、幫助排便的功能，可以幫助瘦身，達到減肥的效果。初夏悶熱潮濕，是皮膚病好發的季節，可多吃些清血祛熱利水的食物，像薏仁、綠豆、紅豆、冬瓜、絲瓜、荸薺、黑白木耳、西瓜、山藥等，幫助身體輕鬆愉快度過夏天。

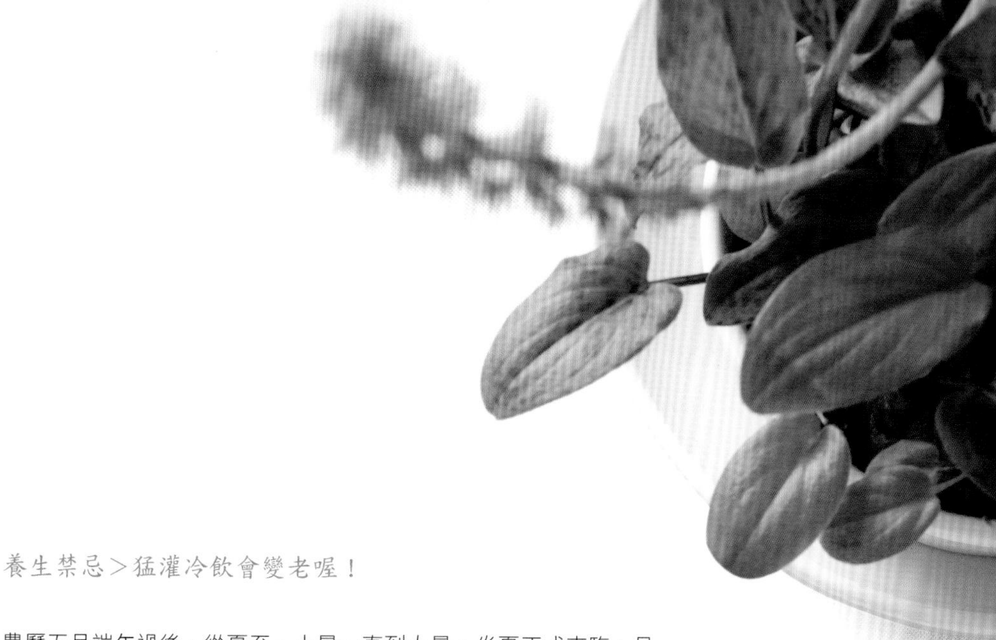

養生禁忌＞猛灌冷飲會變老喔！

農曆五月端午過後，從夏至、小暑一直到大暑，炎夏正式來臨，是一年中最難熬的季節，長夏酷暑人體容易傷津耗氣，因此中醫說「補在三伏」。很多人消暑的方法是猛灌冰水、可樂，或吃太多過於寒涼的東西，正好犯了古人提示「夏月不宜食過寒，太寒則傷脾」的禁忌。因為冰飲不但會造成脾胃的功能下降，吸收不良，還容易引起婦科諸多疾病、過敏性鼻炎，會產生黑眼圈、俗稱「熊貓眼」，甚至造成早衰，百病的起源！

養生要訣＞少吃冰、多運動

那麼要怎麼吃呢？切記飲食上別貪涼，還是要以溫食為主，以免腸胃受寒；此外夏季烹飪時可以適量搭配些生薑，有利於新陳代謝。要年輕人完全棄絕冰品有點強人所難，但是可以在大快朵頤之前注意一下，別吃得過急、喝得過快，不妨將冰飲先含在口中一下，等溫度與口腔差不多的時候再吞下肚，或乾脆放置到室溫再食用。

習慣一直窩在冷氣房裡的人，也要利用早晚到戶外動一動，促進血液循環和新陳代謝。夏季出汗多，不妨多吃些酸味以顧肝、多吃鹹味來補腎及搭配一些苦味食物來補心。加上平日多吃些清暑益氣生津又容易消化的蔬果，就可以讓酷暑不那麼難熬。

周老師的 養生料理筆記…

中藥材的保存 & 前處理

中藥材大部分都屬於農產品，雖然已經曬乾，可以保存較長的時間，但買回家之後最好還是放在冰箱保鮮，使藥材不但可以保持鮮度又能延長保存期限。

大部分藥材使用前一定要先經水洗，洗去在加工曬製過程中的灰塵及髒污。

但珍貴的藥材及再製藥材除外；如高麗蔘、珍珠粉、蜜製甘草…等。

藥材依特性需要不同處理，不適合直接食用者可以先用濾紙袋包好再去燉煮，熬好之後只要撈棄濾紙袋即可飲湯；有些草本類的藥材，如車前草、香薷、竹茹則要先浸泡才會出味。

熬湯火候越久越好？

一般家常煲湯，2 個小時已經足夠提煉出所有食材的滋味和營養，實在沒有必要曠日費時久燉，徒然浪費瓦斯。而且現代醫學證實，長時間熬煮骨頭湯，會令骨髓內所含的重金屬，釋放出來於高湯內，另熬製高湯若以大火滾煮，其湯色會燒出比較奶白的濃郁湯頭，小火慢燉湯色較清澈鮮醇。

養生煲湯用什麼鍋具最好？

一般砂鍋、瓦鍋、陶鍋都好，康寧鍋也是不錯的選擇，唯一不要用生鐵鍋或珐瑯鍋，因為很多藥材中都含有植物鹼，它們會和鐵發生作用，妨礙營養的吸收。

使用罐頭有學問

罐頭食物有其方便性，可以偶而搭配新鮮食材使用，不必偏廢。唯一要注意的是，開罐後一定要即刻換裝在玻璃或陶磁食器中盛裝，以免罐頭的馬口鐵氧化。

燉牛筋省時又省力的方法

牛筋不易熟軟，如果要直接燉煮到軟爛，前後需要花費很長的時間。省時又省瓦斯的方法是使用快鍋燉煮，或是先燜煮一個半到兩小時之後，熄火放冷再煮。

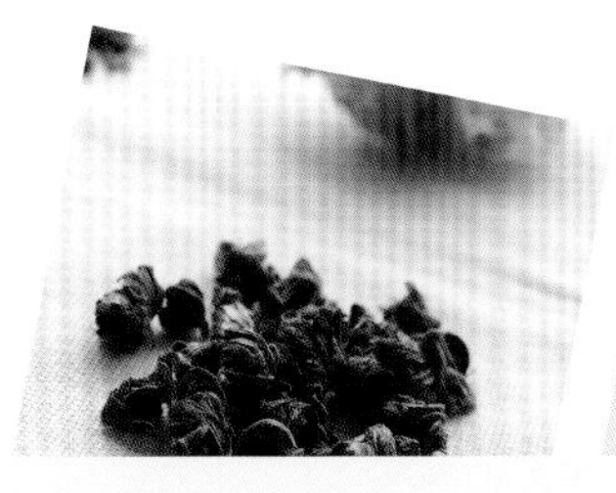
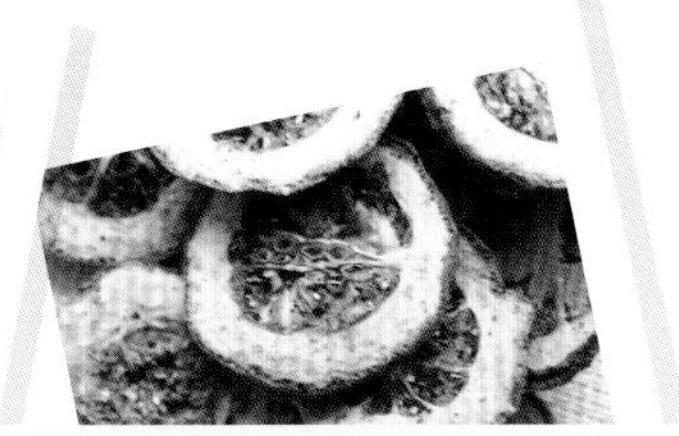

蝦仁抓鹽巴，口感爽又脆

剝殼後的新鮮蝦仁先抓少許鹽巴，再用清水沖洗掉黏液，一方面去腥，另一方面增加爽脆口感，不必使用小蘇打也可以有同樣的口感效果。

絲瓜去毛留皮才營養

一般主婦拿到絲瓜，多半直接削去外皮，其實蔬果的表皮有許多微量元素和營養，丟棄實在太可惜，可以用刀背輕輕刮去粗糙的表皮和細毛，留下一部分綠皮，就能吃到絲瓜更完整的營養，口感也較清脆。

冬瓜皮的消暑效用

盛夏吃冬瓜消暑，一定要連皮煮，因為冬瓜清涼消暑的作用及主要營養素大部分都在瓜皮上。

雙重食材燉湯更美味

一種讓煲湯更有層次感的味道，方法是採用雙食材，例如兩種瓜果、兩種蔬菜或兩種肉類燉湯，無論雞肉＋豬肉，還是豬肉＋牛肉，都比單一種食材更能激盪出香氣和滋味。

自己發的黑木耳是天然維骨力

黑木耳能清血管，膠質又多，是天然維骨力，現代人不妨多食。要吃黑木耳最好自己在家發，盡量少買市場發好的，因為泡發太久會大量流失養分。

蓮子心最去火

蓮子可以降心火，安定神經，蓮子產季到的時候不妨在煲湯或甜湯中多多使用，因為鮮蓮子口感好，料理時間又短。蓮子心味苦，怕吃苦的人可以買去心的蓮子，但蓮心去火效果較好。

買薏仁首重新鮮

夏季多吃些薏仁，去濕降火又能美膚，一般養生用薏仁指的是大薏仁，選購時首要注意新鮮度，用手摸外表不要有澱粉感，再用鼻子聞不要有陳霉味，才是新鮮薏仁。

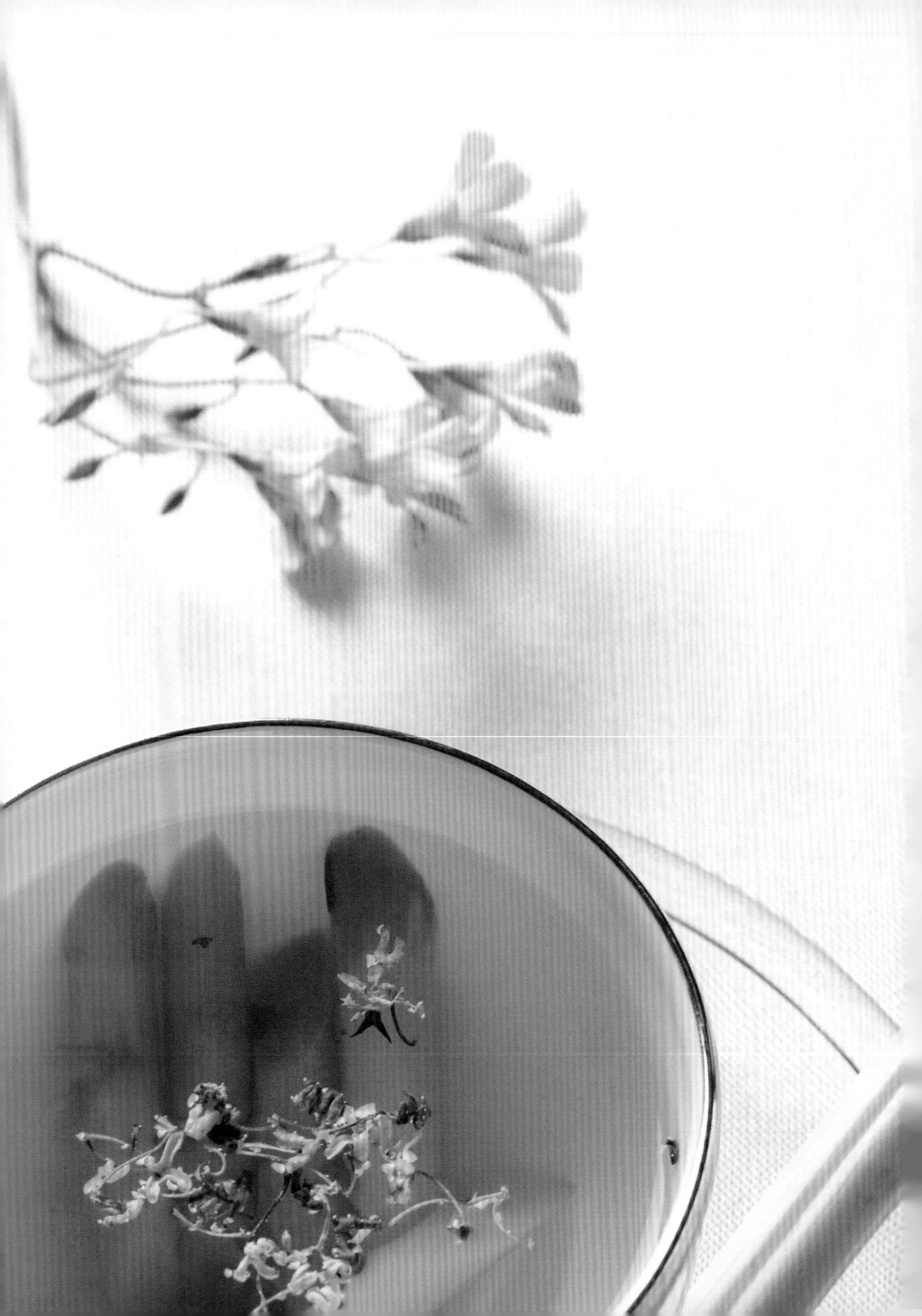

涼夏茶飲 & 糖水

菊荷花果茶

解暑明目，降壓降脂，適用常熬夜、容易頭暈目眩的人

材料：

杭菊 10 公克、薄荷 10 公克、無花果 3 顆

作法：

1 全部材料先洗淨，備用。

2 先在茶壺裡放入杭菊。

3 另取一個小鍋，放入無花果，並加入 500cc 清水，煮沸，後轉小火續煮 5 分鐘，熄火倒入茶壺中。

4 浸泡 3 分鐘後放入薄荷，再燜泡 3 分鐘左右，即可倒出飲用。

養生小辭典

- 菊花 「神農本草經」指出：「久飲菊花茶，能夠利血氣，使身體輕盈，能耐老而延壽」。因為菊花有很好的消暑解熱兼清利頭目功效，但喝太多會拉肚子，體質偏寒者不宜飲用。

- 薄荷 消風散熱，餐後飲用能幫助消化及去除體內多餘油脂。

- 無花果 科學家發現，經常食用無花果的南美洲居民，癌症發病率較低。無花果富含有機酸和多種酶，可清熱潤腸、滋陰健脾、清熱解毒。

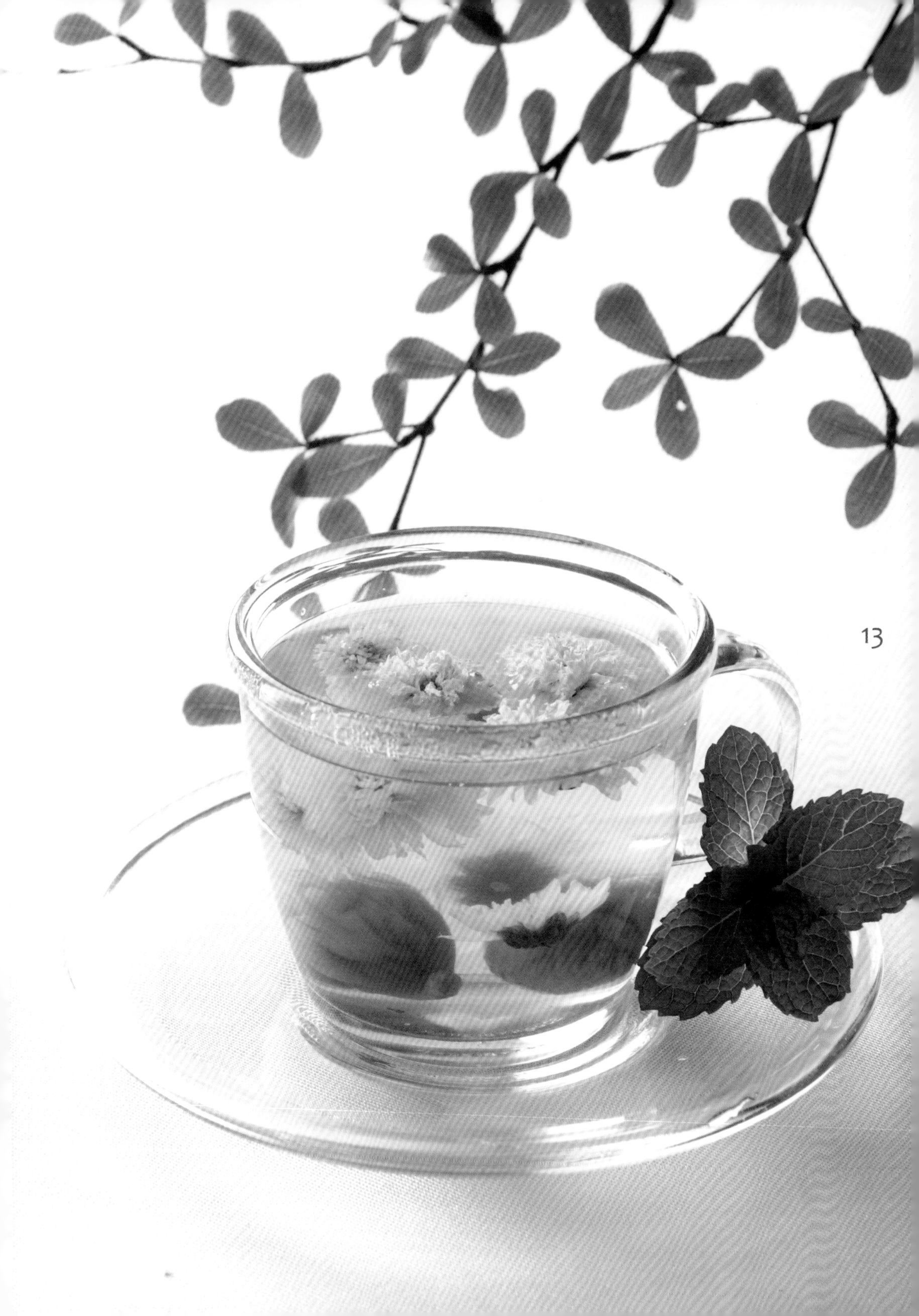

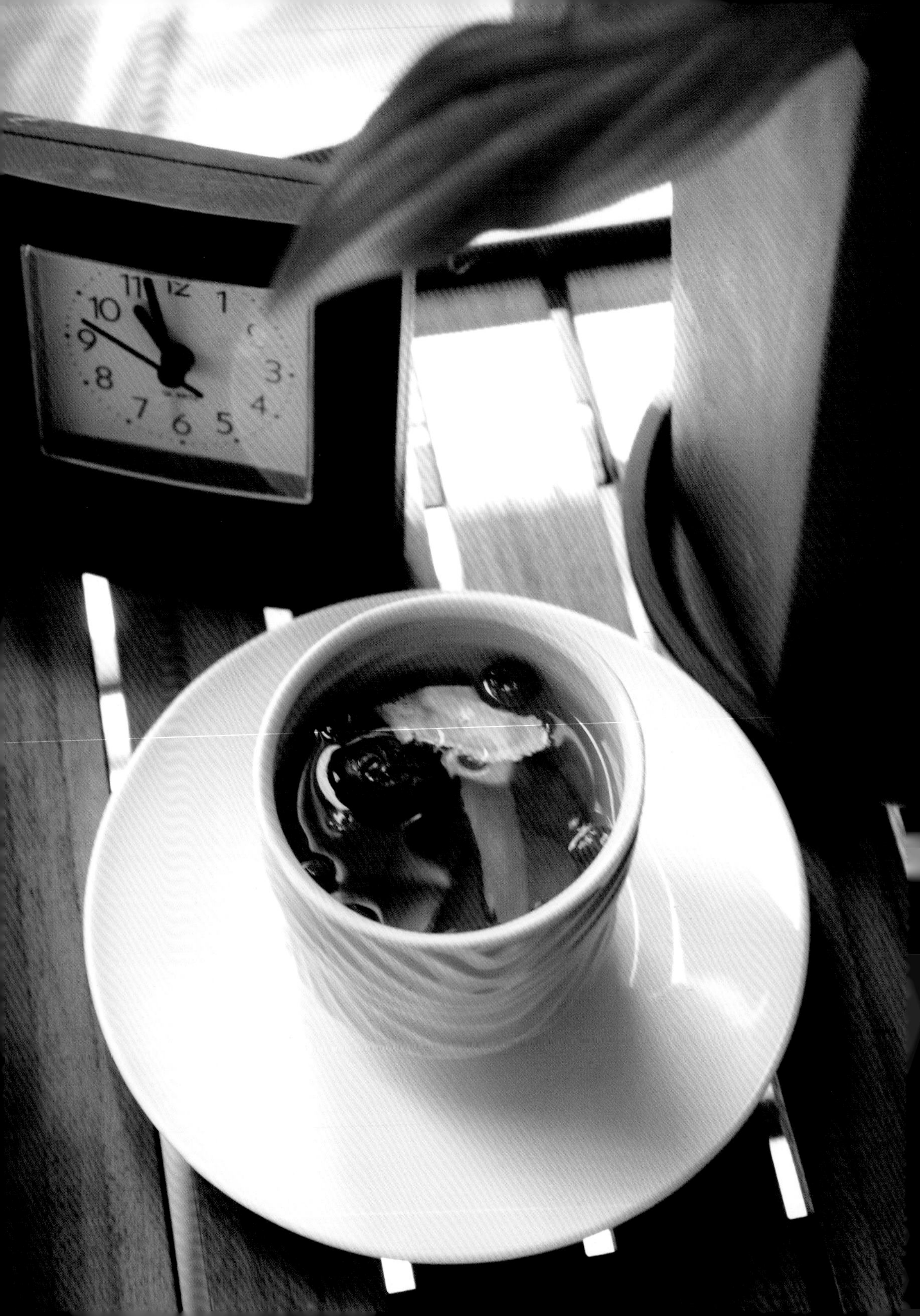

洋蔘翠衣茶

生津消食，養顏美容，潤澤肌膚，潤腸通便

材料：

西洋蔘3片、枸杞10粒、黃耆2片、冰糖少許、西瓜皮500公克、紅棗5～6粒、水600cc

作法：

1 取西瓜皮中間白囊的翠衣部分（約200～250公克），洗淨備用。

2 西洋蔘、枸杞、黃耆2片與冰糖放置於杯內(單杯量)備用。

3 翠衣放入果汁機中打碎，濾渣取汁。

4 翠衣汁加紅棗一起放入壺中，用大火煮開後，轉小火煮3～5分鐘熄火，去渣留湯汁。

5 將湯汁沖入作法（1）的杯內，浸泡5分鐘後就可以飲用。

養生小辭典

- 西洋蔘 補肺降火、生津除煩。能強化心肌、防止老化、增強免疫能力。
- 枸杞 滋補肝腎、明目安神。促進及調節免疫力功能、保肝、抗衰老。
- 黃耆 「神農本草經」草本上品，主治內傷勞倦、脾虛泄瀉。年長者多食用黃耆有補氣生血之效。所含多醣體能夠調節免疫系統功能。
- 西瓜翠衣 清熱、消暑、解渴、利尿，利水退腫、舒緩暑熱。
- 紅棗 益氣補血，健脾和胃。

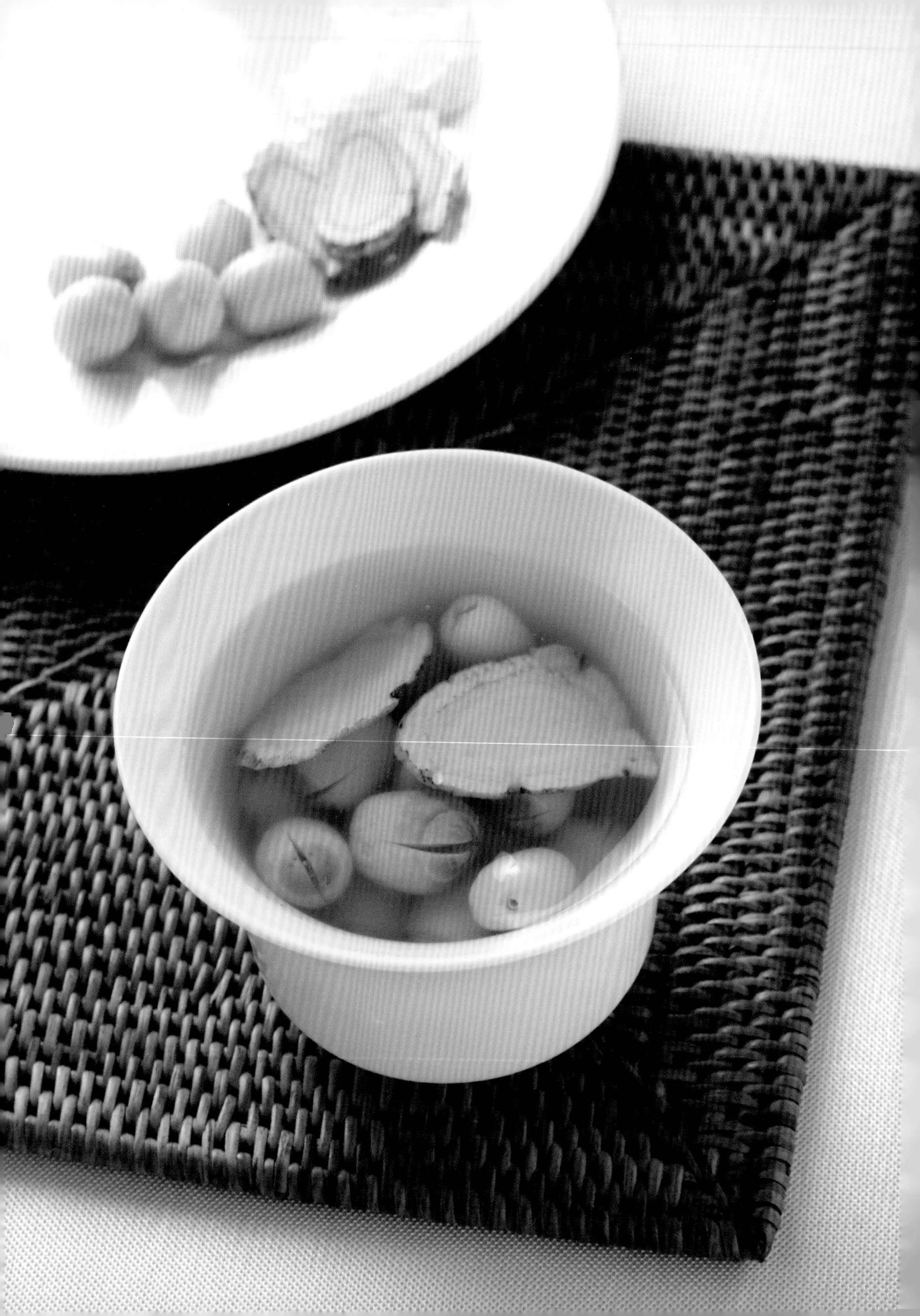

洋蔘蓮子茶

補肺降火，養胃生津，適用於脾虛體弱的高血壓患者

材料：

西洋蔘5公克、鮮蓮子12～15枚、冰糖6公克。

作法：

1 杯裡先放進西洋蔘、冰糖，備用。

2 蓮子洗淨加400cc清水，煮沸後轉小火續煮5分鐘，沖入杯中。

3 一起浸泡5分鐘後，即可食用。

養生小辭典

- 西洋蔘 補肺降火、養胃生津，能強化心肌、防止老化，平衡血壓和血糖，增強免疫能力、消除疲勞。

- 蓮子 消炎止咳、改善腸胃機能。新鮮蓮子中的維生素C有澱粉包住，在高溫下還可以保留一些，B1 、B2亦然，鈣、磷、鎂、鋅含量也較一般食物高，容易被吸收，瘦弱者、老人、小孩可以多食用。

- 冰糖 屬於單糖不易發酵，食用後，口腔內不會有砂糖食後的燥熱酸苦感覺，用於烹飪上，因其糖性穩定不易酸化，能保持食材原味。

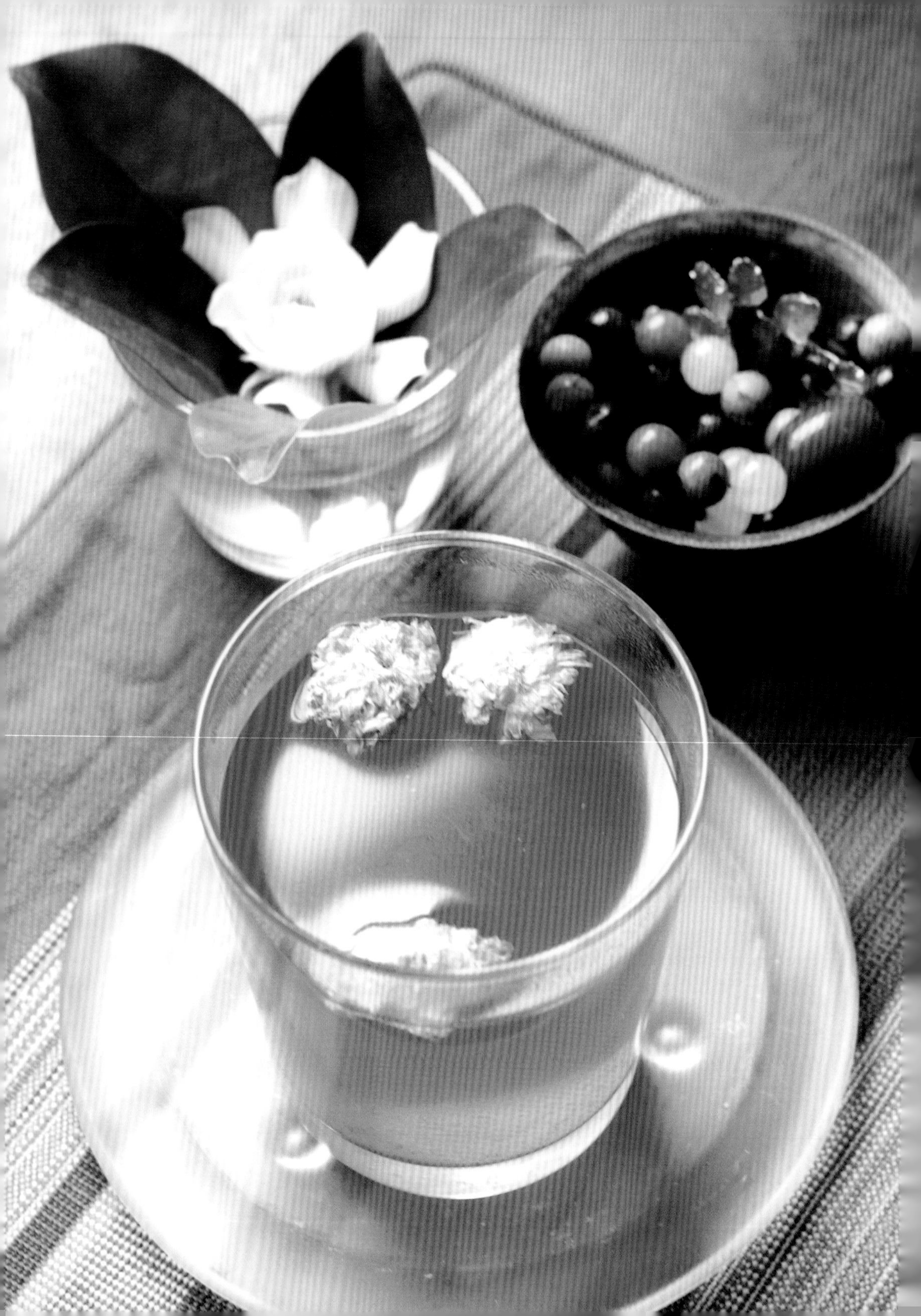

山楂杭菊蜂蜜茶

清熱消暑，降血壓、血脂，助消化

材料：

山楂10公克、杭菊10公克、決明子12公克、蜂蜜15cc

作法：

1 先燒開一壺600cc的開水，放入山楂、杭菊、決明子煮2～3分鐘後熄火。

2 浸泡10分鐘，待水溫降低至60℃左右，倒入杯中，加入蜂蜜調勻飲用。

貼心叮嚀

菊花和決明子性偏寒涼，脾虛胃弱或消化性潰瘍的患者不宜飲用。一般人也最好餐後飲用，以免腹瀉。

養生小辭典

- 山楂 味酸、甘、微溫。助脾健胃，促進消化。
- 菊花 可明目、解暑氣，但體質偏寒的人不宜飲用。
- 決明子 豆科植物決明的種子，可明目、清肝益腎。也可用於降脂減肥、降血壓。
- 蜂蜜 補中益氣、潤腸通便。

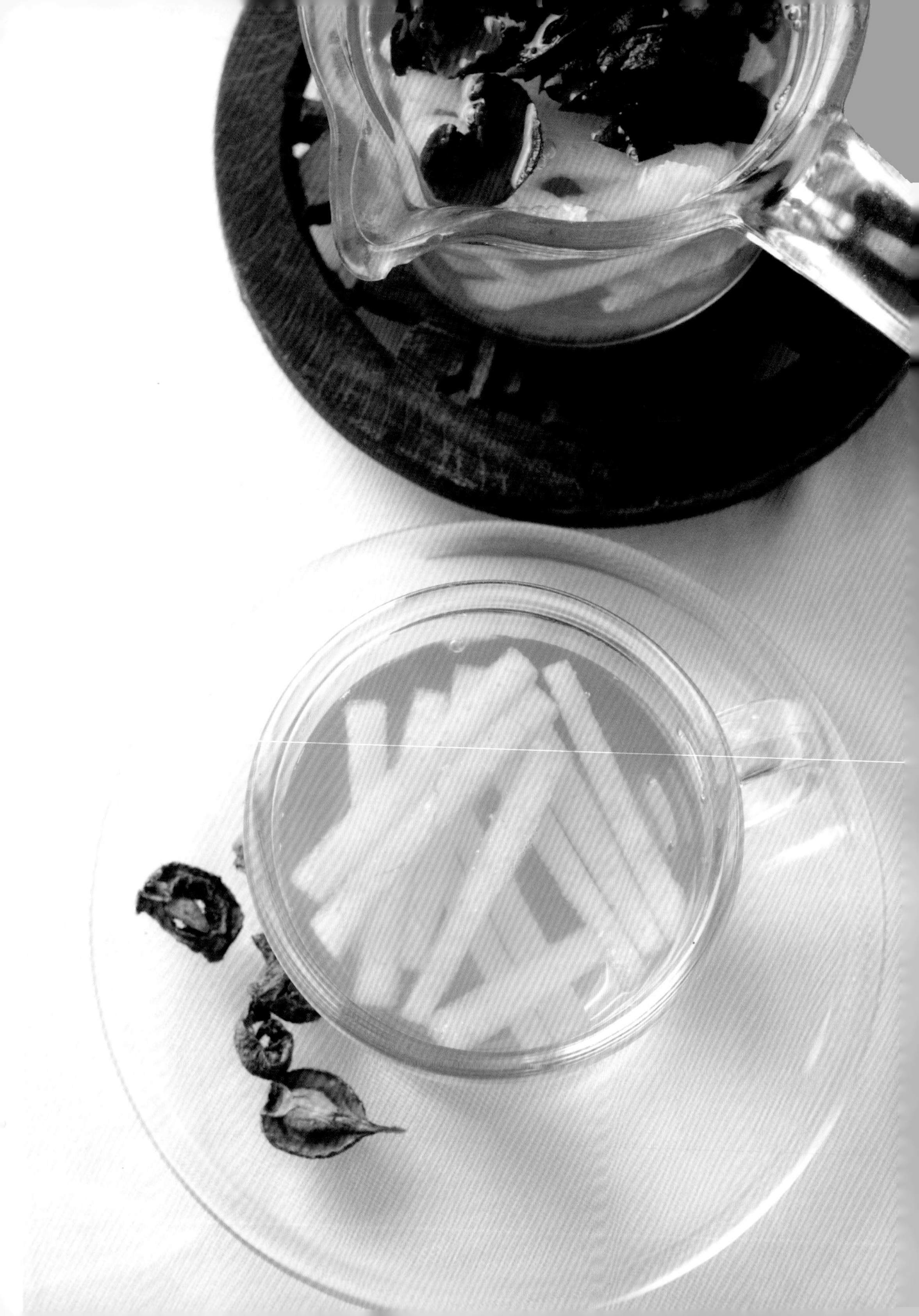

山楂水梨茶

清暑利濕，降脂消積，潤膚養顏，延年益壽

材料：

山楂 12 公克、荷葉 6 公克、水梨 1 粒、冰糖 6 公克

作法：

1 山楂、荷葉洗淨；水梨去皮、核後，切絲備用。

2 鍋裡放入山楂、荷葉、水梨，加入 600cc 清水，開大火煮沸，轉小火熬煮 10 分鐘熄火。

3 濾汁去渣後倒入杯中，加冰糖拌勻即可飲用。

養生小辭典

- 山楂 現代藥理學研究，山楂可促進脂肪分解，還有抑菌、降血脂、強心、收縮子宮等作用。
- 荷葉 消水腫、降血脂、減肥。
- 水梨 《本草綱目》稱水梨是「百果之宗」，有鎮咳化痰、潤喉消炎、改善支氣管炎等功效。從營養學來看，梨含有豐富維他命C和鐵（尤其粗梨），可調節腸道活動機能，有防曬及潤澤皮膚的功效。

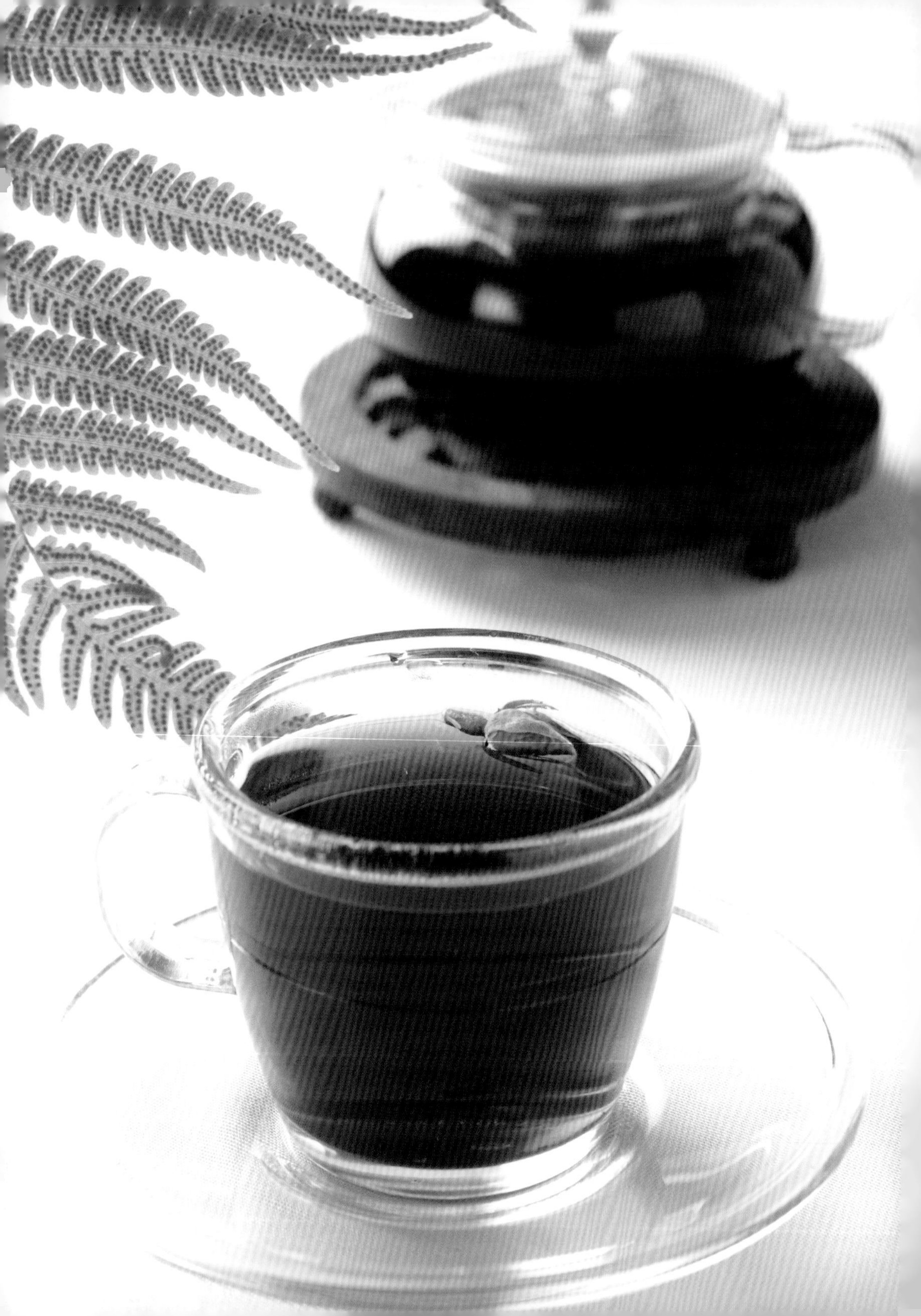

玫瑰普洱蜂蜜茶

疏肝解鬱，潤澤膚顏，利腸通泄，抗衰老

材料：

玫瑰花 7~8 朵、普洱茶 6 公克、蜂蜜適量

作法：

1 先燒一壺開水備用。

2 普洱茶放在杯中，注入滾燙開水，迅速將第一泡茶水倒掉不喝。

3 再將玫瑰花放入杯中，續將滾水沖入茶杯中，稍涼後依個人口味加入蜂蜜調勻。

養生小辭典

- 普洱茶 減肥降脂、降壓、抗衰老。
- 玫瑰 疏肝理氣、補養血氣、潤澤膚顏、疏氣活血，解除煩悶等壓力現象，女性在生理期間若有不適，飲用玫瑰花茶也可以得到改善。
- 蜂蜜 補中益氣、安五臟、潤腸通便。蜂蜜營養豐富而多樣化，易被人體吸收利用，能防止皮膚皺裂、潤肌白膚。如能長期內服及外敷外塗，有助美容，還能益壽延年。

涼瓜蘆筍蜂蜜飲

祛暑清心，消除疲勞

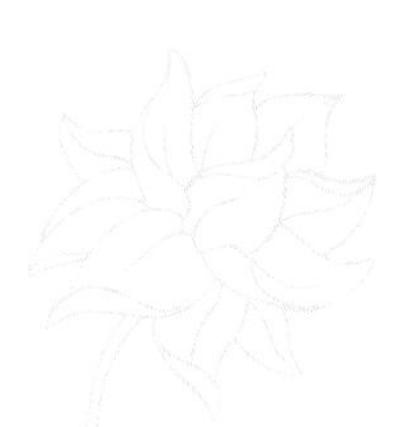

材料：

苦瓜 120 公克、蘆筍 50 公克、蜂蜜 1 大匙、冷開水 500 cc

作法：

1 將苦瓜、蘆筍洗淨後切塊，備用。

2 將苦瓜、蘆筍、水放入果汁機中拌打均勻，再加入蜂蜜拌勻。

養生小辭典

■ 苦瓜 維生素 C 含量居瓜類之冠。中醫認為苦瓜具有祛暑清心、清涼退火的功效，對於火氣大口臭、胎毒、失眠、青春痘具有相當療效。

■ 蘆筍 清熱氣，利小便。現代醫藥研究證明，多吃蘆筍對糖尿病、高血壓、膀胱炎有好處。蘆筍含有高普林（purine），糖尿病患者和痛風患者，最好少吃。此外，蘆筍不能生吃，保存時應避免日曬。

■ 蜂蜜 補中益氣、和藥解毒、潤腸通便。此外還有潤肌白膚的作用。

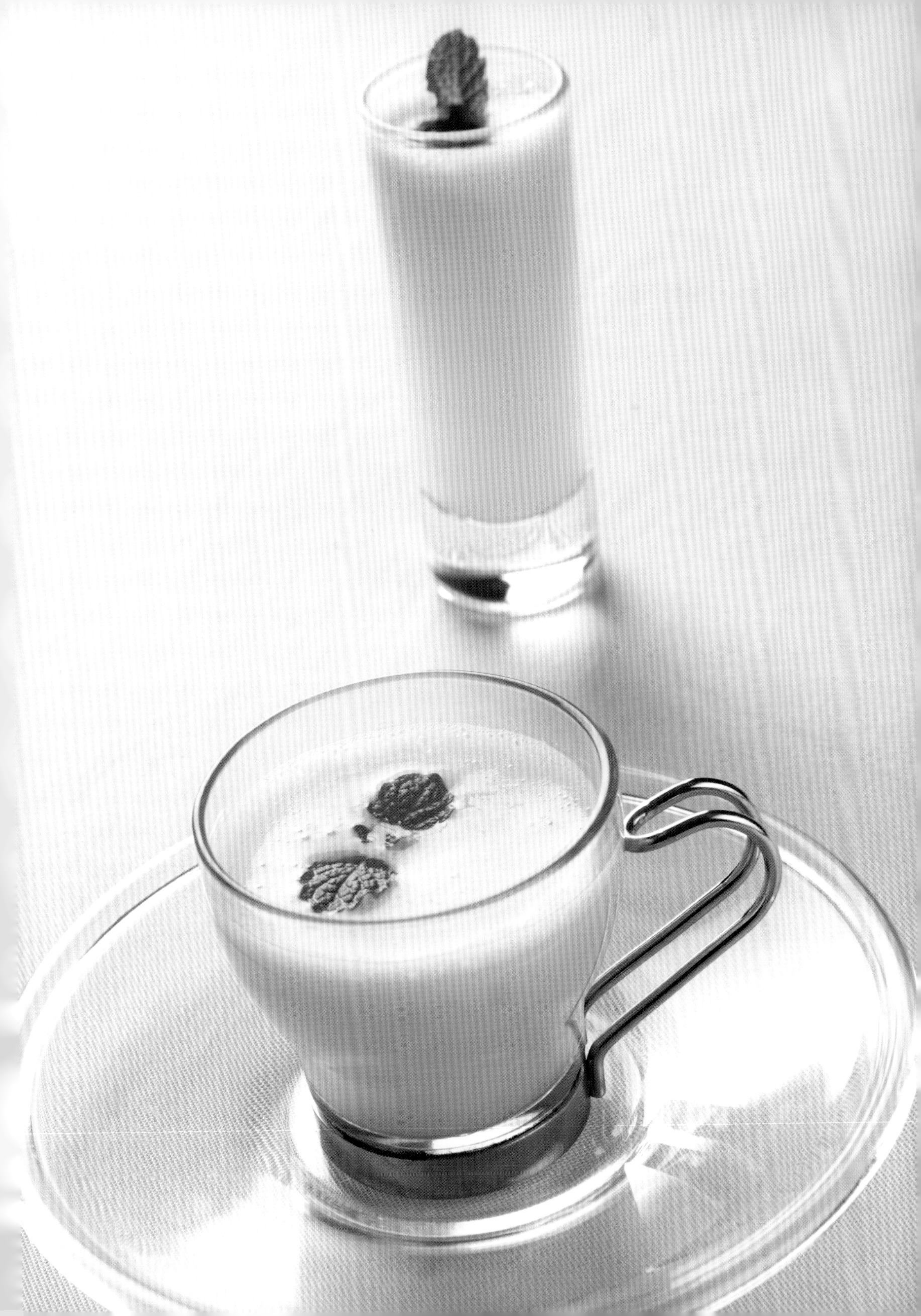

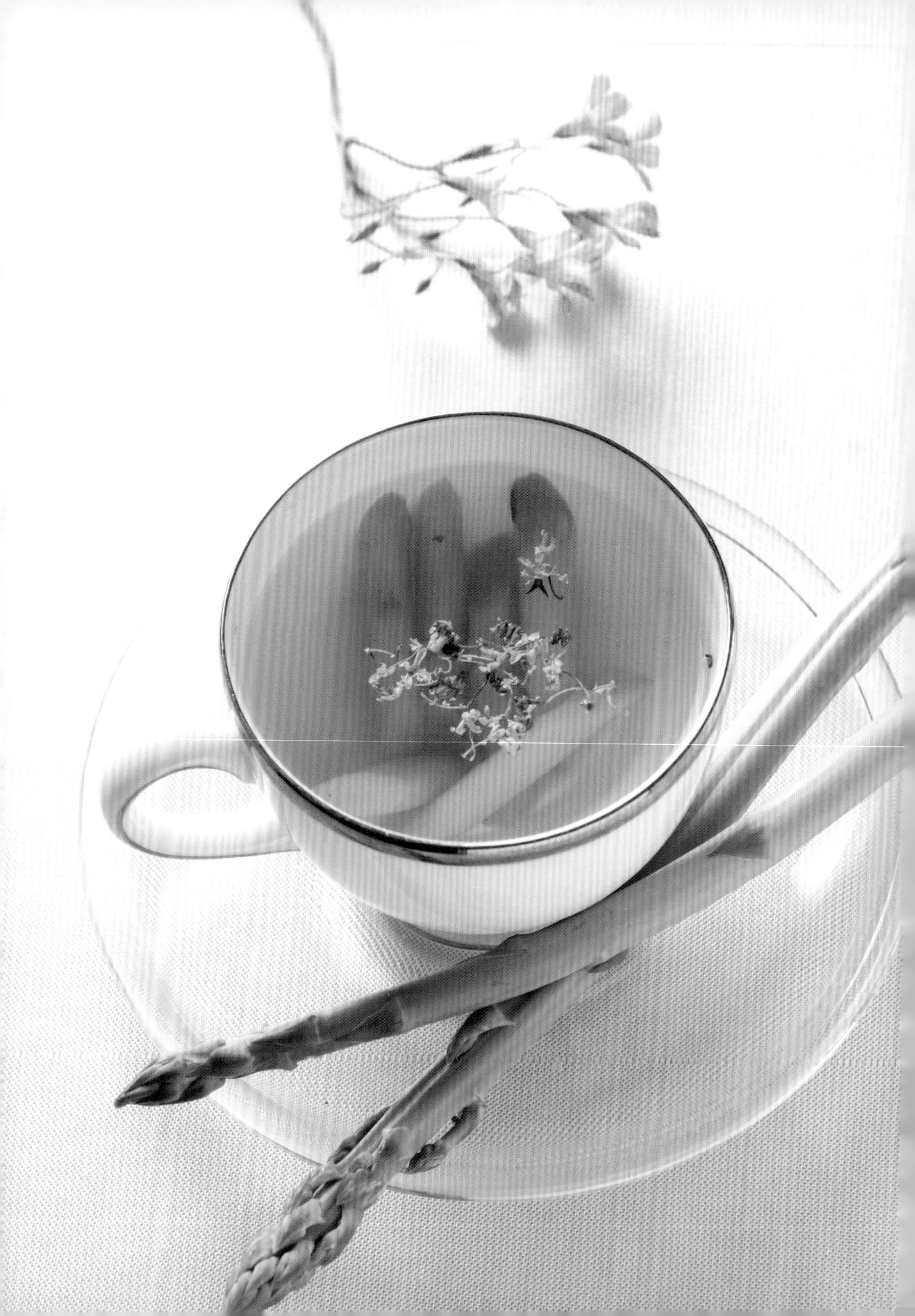

〈桂花蘆筍茶〉

生津解渴，滋陰潤燥，健腸整胃

材料：

桂花 3 公克、新鮮蘆筍 300 公克、冰糖適量

作法：

1 桂花放入濾紙茶包袋內，與冰糖一起放入茶杯中，備用。

2 蘆筍洗淨切小段放入鍋內，加 600 cc熱開水，一起煮 5～6 分鐘做為茶底。

3 再將煮好的蘆筍汁，沖入裝了桂花茶包袋與冰糖的杯中，置涼後即可飲用。

養生小辭典

- 桂花 化痰生津、健脾、利腎且有美顏功效。製成花茶飲用，可平衡神經系統、止咳、除口臭，並能安定神經、滋潤皮膚。
- 蘆筍 健脾益氣、生津解渴、滋陰潤燥、化痰止咳。
- 冰糖 單糖不易發酵，食用後不會有食用砂糖燥熱酸苦的感覺。

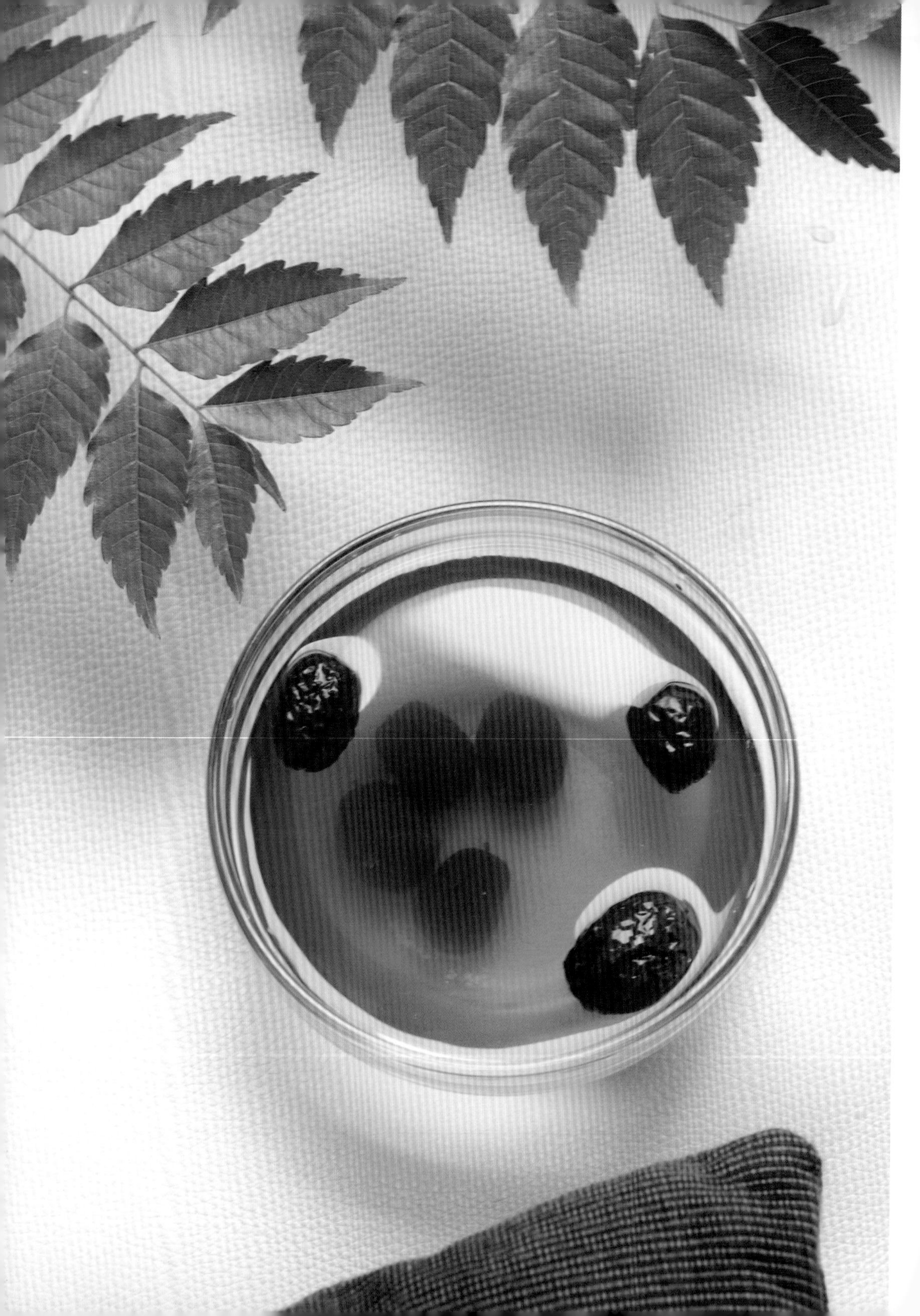

美顏消暑茶

清涼解暑，止渴生津，通腸養顏

材料：

荷葉15公克、製山楂10公克、蜜製甘草5~6片、廣陳皮6公克、黃耆10公克、紅棗8~10個、麻仁10公克、水1000cc、冰糖適量、新鮮薄荷葉數片

作法：

1 先將紅棗去核，連同所有材料以水洗淨，備用。

2 將所材料和1000cc水放入鍋中，先以大火煮開，再轉小火續煮15分鐘後熄火。

3 依個人喜好放入適量冰糖調勻，倒入杯中，再放上薄荷葉。

養生小辭典

- 荷葉＋薄荷 清熱解暑、平肝降脂，消除食積，大解勞乏。
- 蜜製甘草 補脾益氣、清熱解毒。
- 山楂 去油解膩助消化，促進脂肪分解。
- 廣陳皮 健胃、止嘔、止呃、驅風、祛痰。主治消化不良、食慾不振、脾胃氣滯。
- 黃耆＋紅棗 補氣生血、養血，調節免疫系統功能。
- 麻仁 潤燥活血潤腸通便，適用於風熱腸燥及血虛火盛的便秘患者。

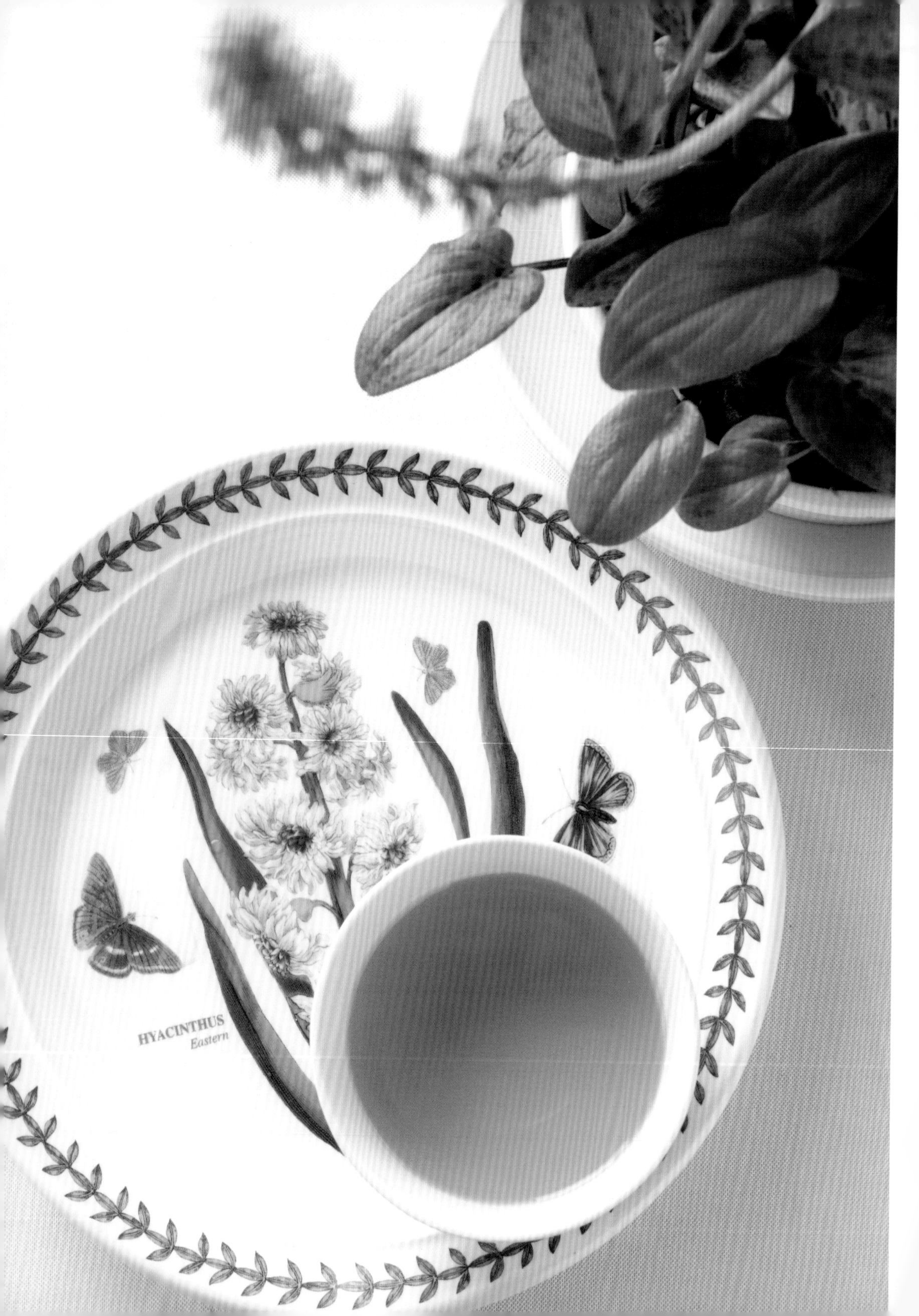
HYACINTHUS
Eastern

香薷厚朴茶

祛暑化濕，甘溫和脾，行水消腫

材料：

香薷10公克、厚朴5公克（剪碎）、白扁豆5公克（炒黃搗碎）

作法：

1 將上述三味材料先裝入茶包袋內，備用。

2 取鍋倒入350 cc水煮沸，放入茶包煮30～40分鐘後，即可飲用。

貼心叮嚀

白扁豆無論入膳還是入藥，都要煮到熟透，才能食用。

養生小辭典

- 香薷 別名香茅、香茸、蜜蜂草、香茹草、石艾。能發汗解表、利尿消腫、和中利濕。經常用來處理暑濕感冒，或炎夏頭痛無汗等症狀。

- 厚朴 主要成分為酚類物質、揮發油（β-桉油醇）和少量生物鹼。能消積、行氣、平喘。主治腹脹、泄瀉下痢或消化不良等。

- 白扁豆 健脾化濕，消暑和中，是夏季暑濕時候的膳食保健食材。不過食用時要注意，一定要煮到熟透，破壞其有毒成分，才能確保食用安全。

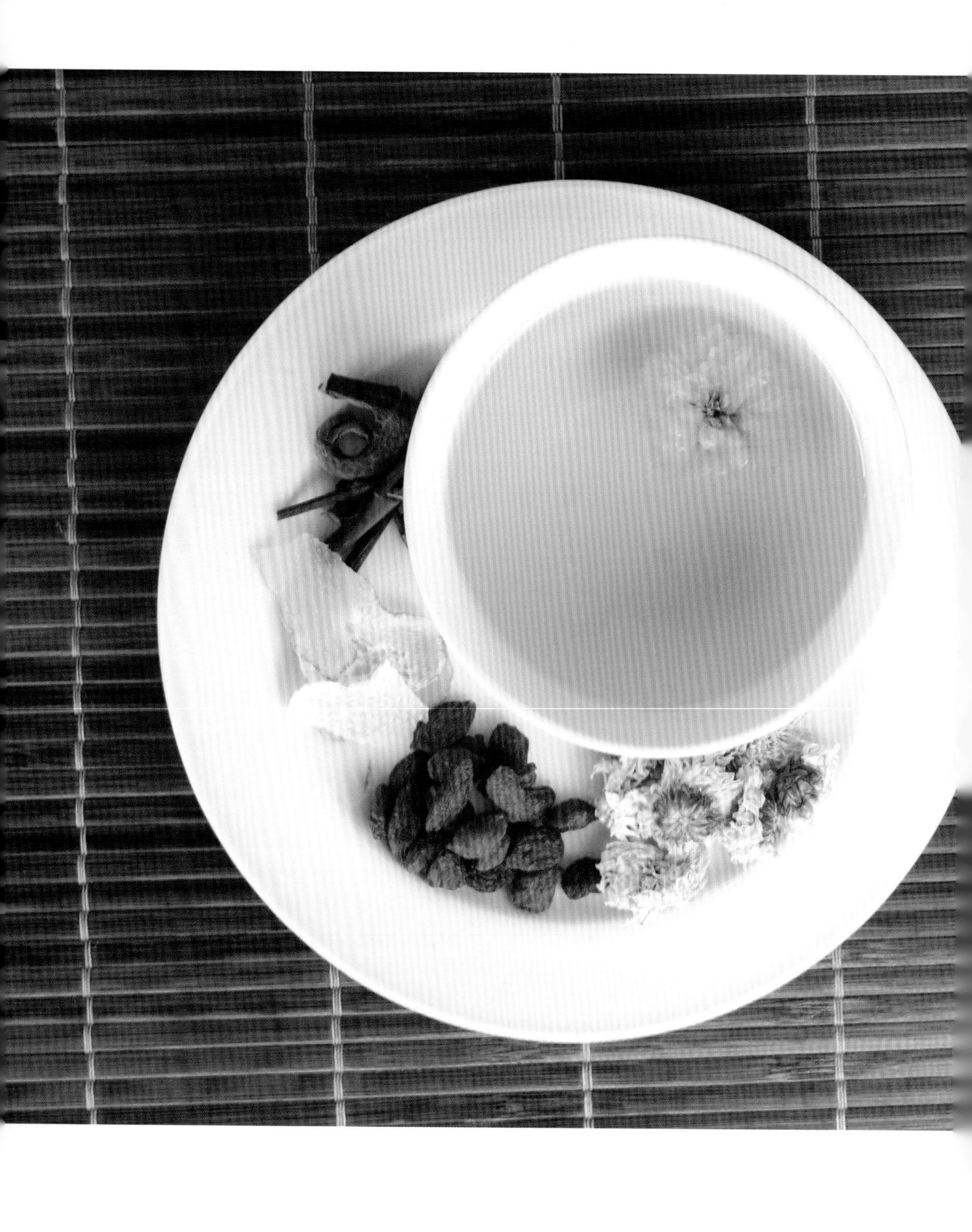

天麻鉤藤茶

清熱平肝，降壓降脂，促進免疫功能，預防暈眩

材料：

菊花12公克、天麻5公克、鉤藤12公克、枸杞18公克（3杯份）

作法：

1 將所有材料洗淨瀝乾；枸杞（每杯6公克）先放入茶杯中，備用。

2 在鍋中放入菊花、天麻、鉤藤，加入1200 cc清水，以大火煮沸後，轉小火續煮7～8分鐘，去渣取汁做為茶底。

3 趁熱將茶汁倒入已裝了枸杞的茶杯中，放涼後即可飲用。

貼心叮嚀

酌量添加蜂蜜一起飲用，風味更佳。

養生小辭典

- 菊花 現代醫學研究證實，菊花具有解熱、抑菌、抗病及防治心血管疾病等功效。且有止痢、消炎、明目、降壓、降脂、強身等作用。
- 天麻 「本草綱目」記載：「天麻久服可健步輕身。」近年來對天麻的醫療保健作用不斷有新發現，天麻是健腦保健藥物，日本人用天麻治療老年性癡呆症。主治高血壓、眩暈、頭痛、口眼歪斜、肢體麻木、小兒驚厥。
- 鉤藤 清心熱、熄肝風、定驚癇、止抽搐的作用。近代醫學研究報導，鉤藤還有降低血壓和鎮靜作用。
- 枸杞 補精血、益肝腎、明目。

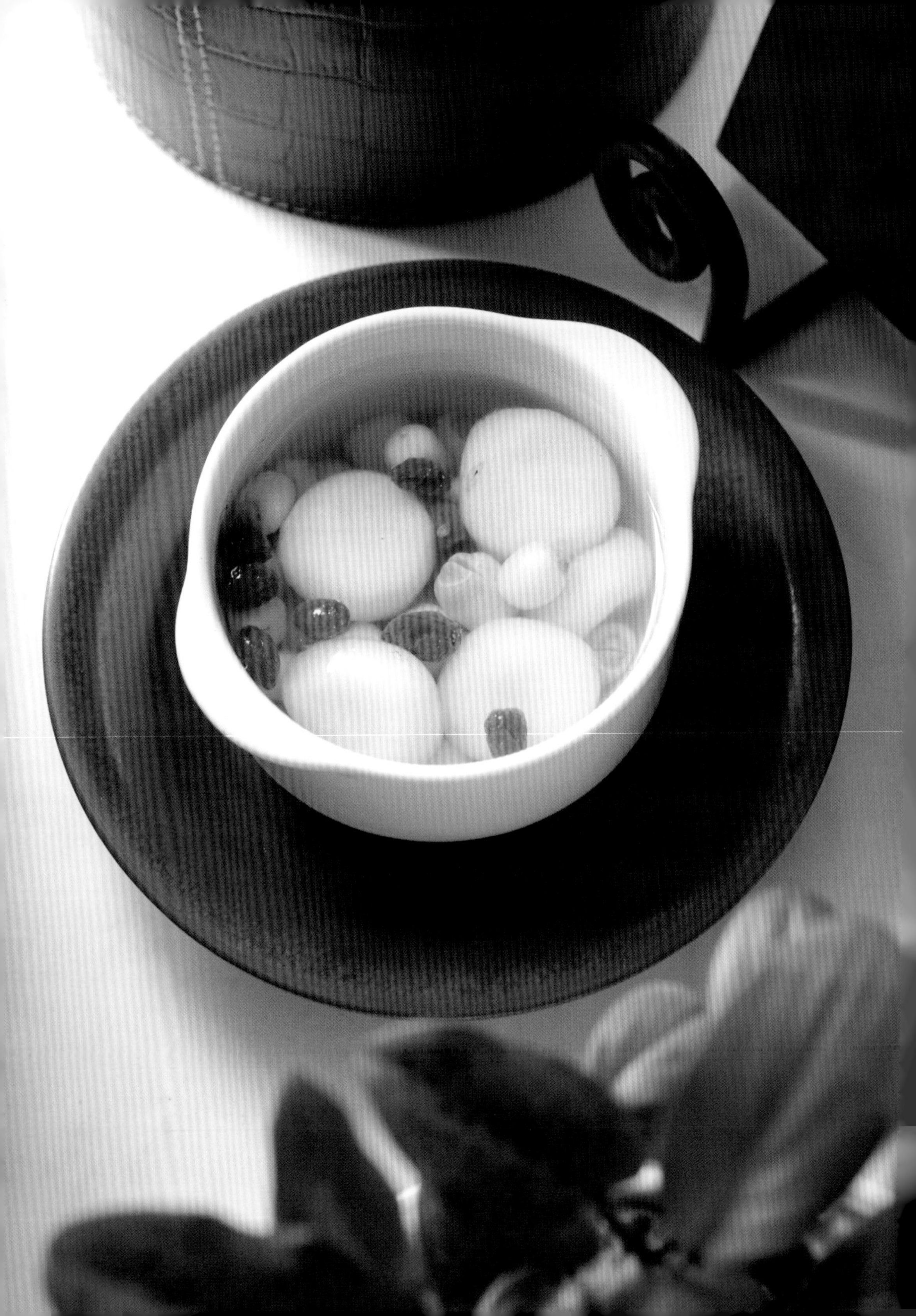

荸薺蓮子露

消暑去熱，養心去煩

材料：

去皮荸薺 100 公克、鮮蓮子 30 公克、枸杞 10 公克
冰糖 40 公克、水 700 cc

作法：

1 將荸薺、鮮蓮子、枸杞洗淨，備用。

2 在鍋中放入荸薺、鮮蓮子和水，以大火煮開，轉小火續煮 5 分鐘，放下枸杞後熄火。

3 加入冰糖拌勻即可飲用。

養生小辭典

- 荸薺 又名馬蹄，是寒性食物，能涼血解毒、清熱止渴、開胃消食。自古有「地下雪梨」的美譽，最宜用於發燒病人。

- 蓮子 清心益腎、健脾止瀉，可以降心火，安定精神，適用於神經質和容易心悸的人。不過便秘時不宜多吃蓮子。

- 枸杞 滋補肝腎、明目安神、益面色。枸杞中的維生素 C 是同等重量的橘子的 500 倍，而且是全世界最豐富的類胡蘿蔔素來源。

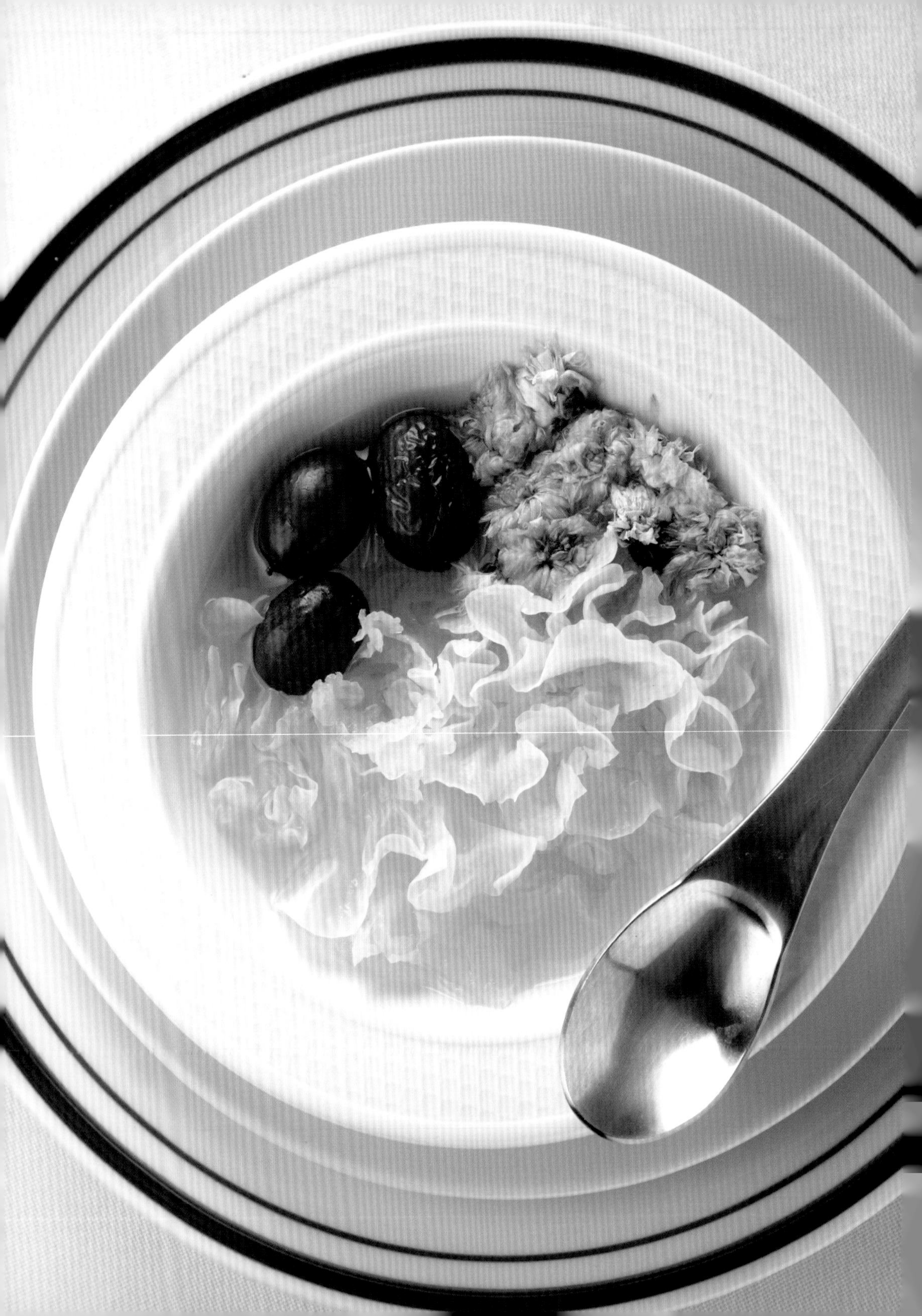

銀耳菊花露

清熱解毒，平肝明目，生津益氣

材料：

銀耳 20 公克、杭菊 6 公克、紅棗 10 粒、冰糖適量

作法：

1 杭菊先裝入茶包袋；銀耳洗淨，浸泡在清水中泡發，然後摘除根部雜質，備用。

2 在鍋中放入銀耳、紅棗和 1200 cc清水，以大火煮沸後，轉小火續煮 20 分鐘。

3 將杭菊包放入鍋中煮 2 分鐘熄火，撈掉杭菊包，再依個人口味，加入冰糖調勻，即可飲用。

養生小辭典

- 銀耳 又名白木耳，被譽為「菌中之冠」。中醫認為，銀耳有滋陰補腎功效。現代醫學研究也發現銀耳含豐富維生素 D，能防止鈣質流失。還能祛除臉部黃褐斑、雀斑，嫩膚美容功效可比燕窩，因此被譽為「菌中之冠」。

- 菊花 疏風清熱解毒、平肝明目。

- 紅棗 補氣養血安神。

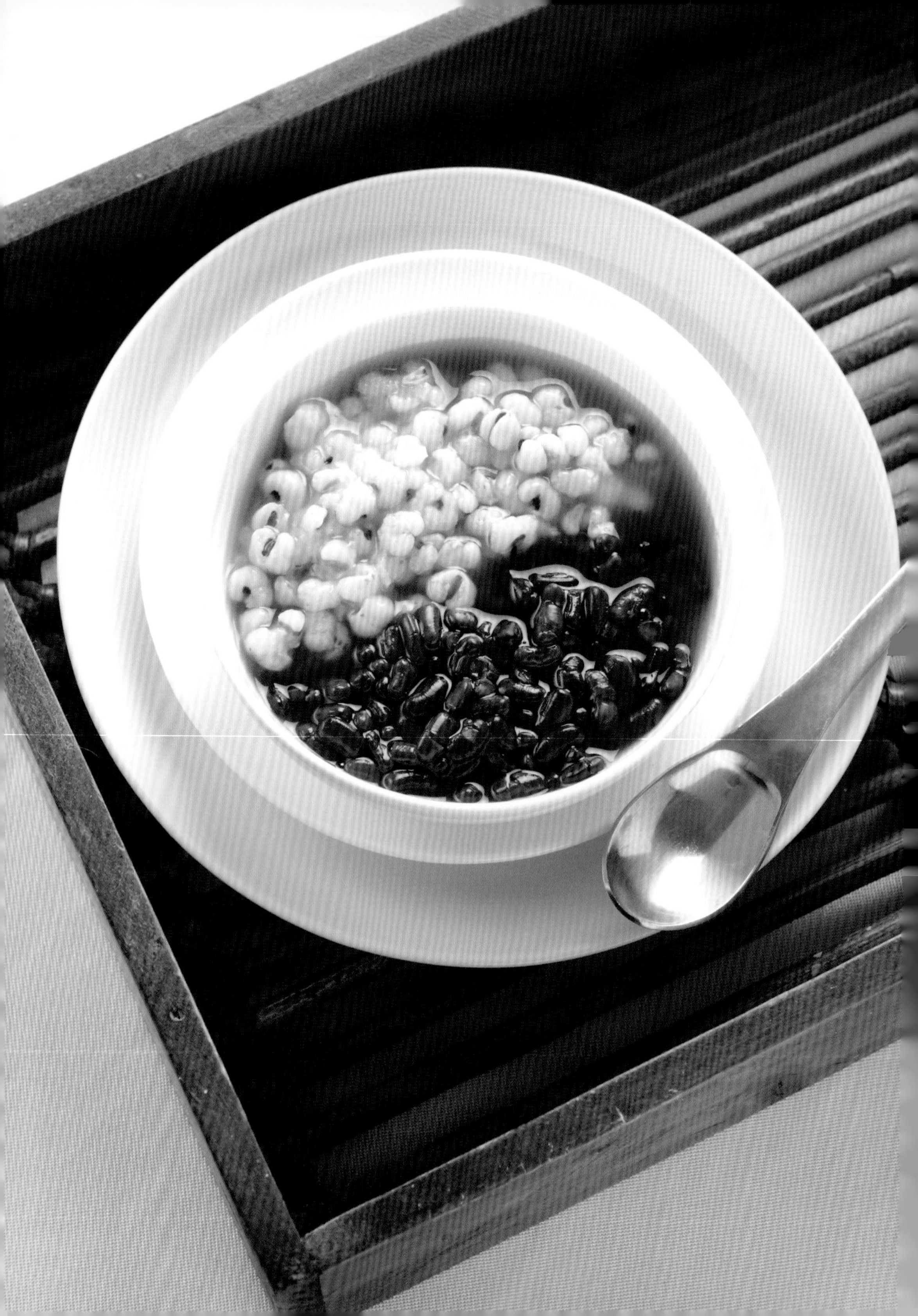

赤小豆薏仁甜湯

清熱解毒，去濕美容

材料：

赤小豆 250 公克、薏仁 200 公克、冰糖 50 公克、水 1500 cc

作法：

1 赤小豆、薏仁先洗淨後，加水浸泡 60 分鐘，備用。

2 鍋中放入赤小豆、薏仁和水，以大火煮開後，轉小火續煮 40 分鐘，直到赤小豆、薏仁變得鬆軟，再熄火。

3 加入冰糖（可依個人口感，自行斟酌增減）拌勻即可食用。

養生小辭典

- 赤小豆 又名紅小豆、朱赤豆，跟一般常見的紅豆不同，赤小豆對於消除下半身水腫特別有效，且能清熱解毒。

- 薏仁 又名薏苡仁。有健脾、益胃、利尿、消炎等功效，可以美膚並消除臉上的違章建築，如青春痘、小肉芽及疣，唯孕婦慎服。

蓮藕薏仁飲

生津退熱，養顏美容

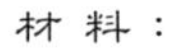

材料：

蓮藕 200 公克、薏仁 30 公克、枸杞 10 公克、冰糖適量

作法：

1. 將蓮藕、薏仁、枸杞洗淨；蓮藕切小塊；薏仁加水浸泡 60 分鐘，備用。
2. 在鍋裡放入蓮藕、薏仁，加入 1500 cc清水，等水煮沸後轉小火續煮 60 分鐘，直到薏仁軟爛。
3. 最後加入枸杞、冰糖，拌勻立即熄火放冷，再移入冰箱冷藏後食用。

養生小辭典

- 蓮藕 清熱除煩，養血安神。蓮藕富含澱粉，生藕性寒，能涼血止血散瘀；熟藕性溫，有補心生血、滋養強壯及健脾胃的功效。
- 薏仁 含豐富澱粉、蛋白質與水溶性膳食纖維。其蛋白質能分解酵素，軟化皮膚角質，使皮膚光滑，減少皺紋。醫學證實，薏仁還可以降低高血脂患者的血漿膽固醇、總脂值。不過薏仁屬性寒涼，孕婦應避免食用。
- 枸杞 滋補肝腎、明目安神。

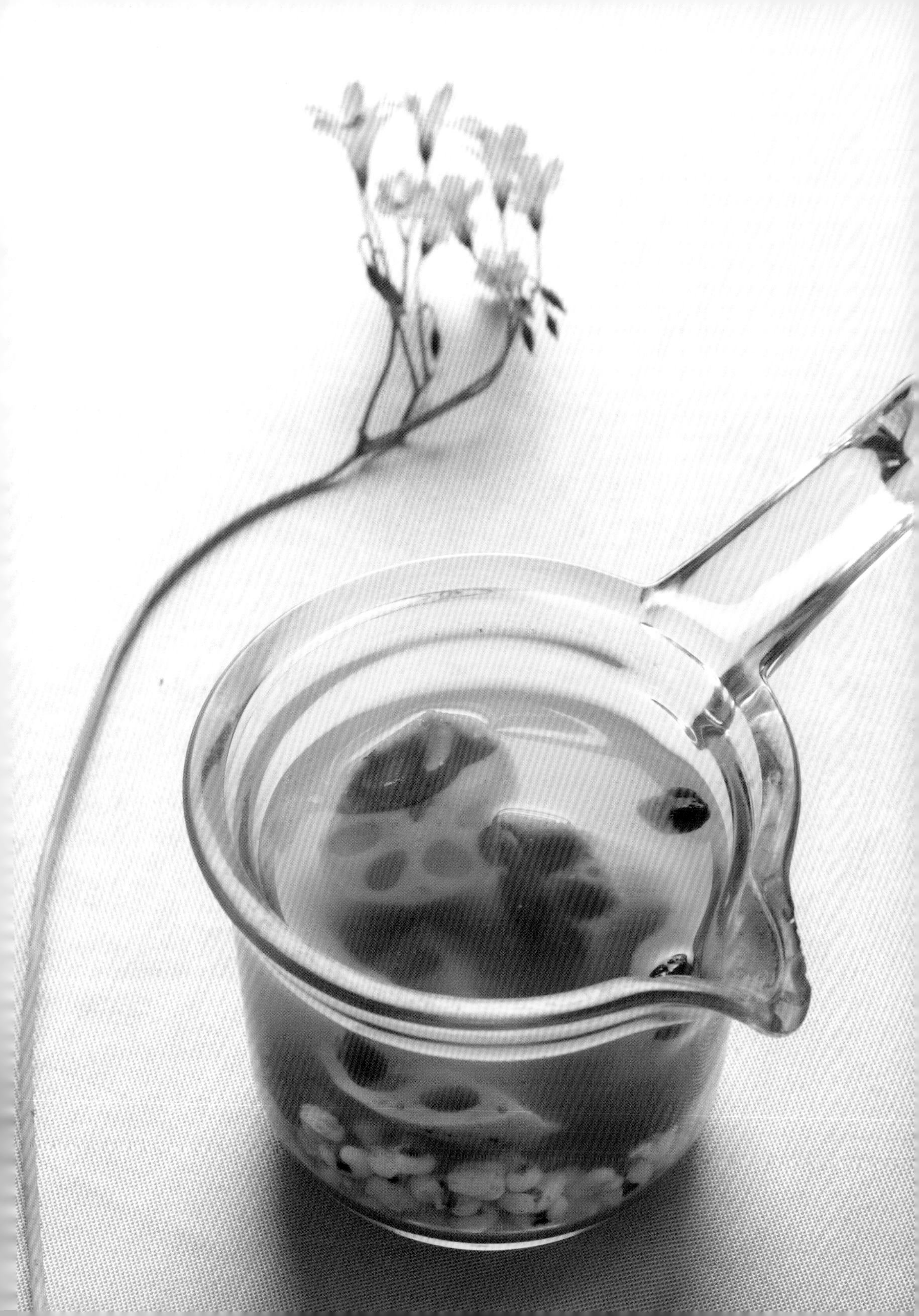

蓮藕桂花銀耳湯

清涼退火，涼血散瘀，嫩膚美白

材料：

蓮藕 300 公克、桂花 6 公克、銀耳 30 公克、枸杞 10 公克、冰糖 50 公克、水 2000 cc

作法：

1 銀耳洗淨，浸泡在清水中泡發，摘去根部雜質，備用。

2 蓮藕洗淨切小塊，放入鍋中加水一起煮沸後，轉小火煮 40 分鐘，加入銀耳再煮 20 分鐘，至蓮藕及銀耳鬆軟。

3 再放入桂花和枸杞，加入冰糖拌勻即可飲用。或放涼後移入冰箱，冷藏後再食用風味更佳。

貼心叮嚀

藕節含有抗氧化的多酚類成分，若與金屬、鐵器相遇，會起化學反應而變黑，最好使用不鏽鋼刀具。

養生小辭典

- 蓮藕 含豐富鐵質，能補血、助眠、清涼退火、涼血散瘀。
- 桂花 化痰生津、健脾利腎且有美顏功效。製成花茶飲用，可平衡神經系統，並能安定神經、滋潤皮膚。
- 銀耳 生津益氣、補腦強心，美膚功效媲美燕窩。

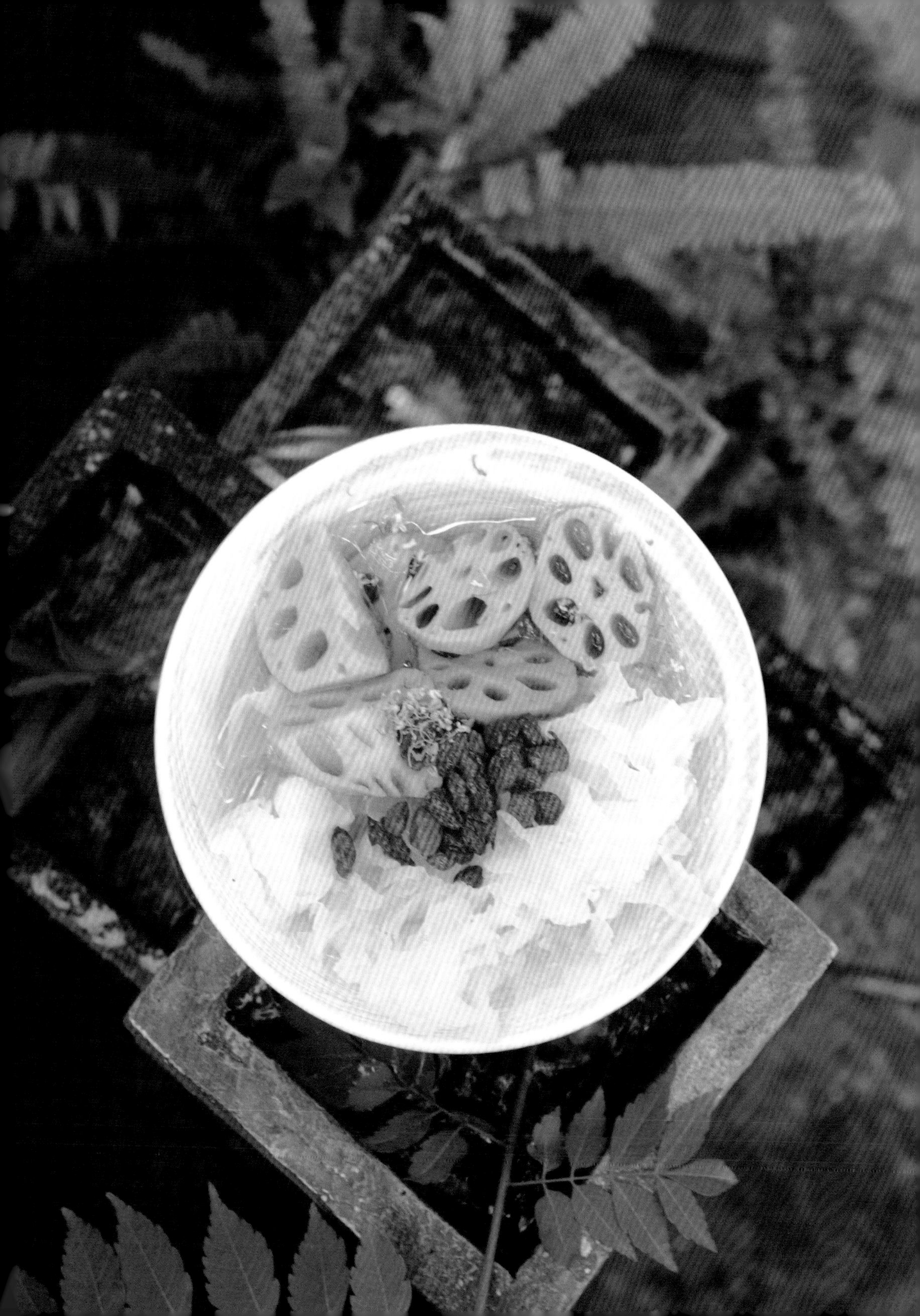

蓮藕菊花茶

生津解渴，滋陰潤燥，健腸整胃

材料：

新鮮蓮藕1段(約300公克)、菊花10公克、蜜製甘草3公克、冰糖適量

作法：

1 將蓮藕洗淨，切細小塊。菊花、甘草放入濾紙茶包袋內，與冰糖一起放入茶杯中，備用。

2 在鍋中放入蓮藕，加入1200 cc清水，等水煮沸後，轉小火續煮90分鐘，直到煮出味後熄火。

3 最後依個人口味酌加冰糖拌勻，沖進裝菊花茶包袋的杯中，放涼即可飲用。

養生小辭典

- 蓮藕 生食能清熱止渴、解酒毒，熟食有養胃滋陰、止瀉作用，含維他命C及豐富鐵質，是夏季很好的補養食物。
- 菊花 疏風清熱解毒、平肝明目。
- 蜜製甘草 補脾益氣、清熱解毒。

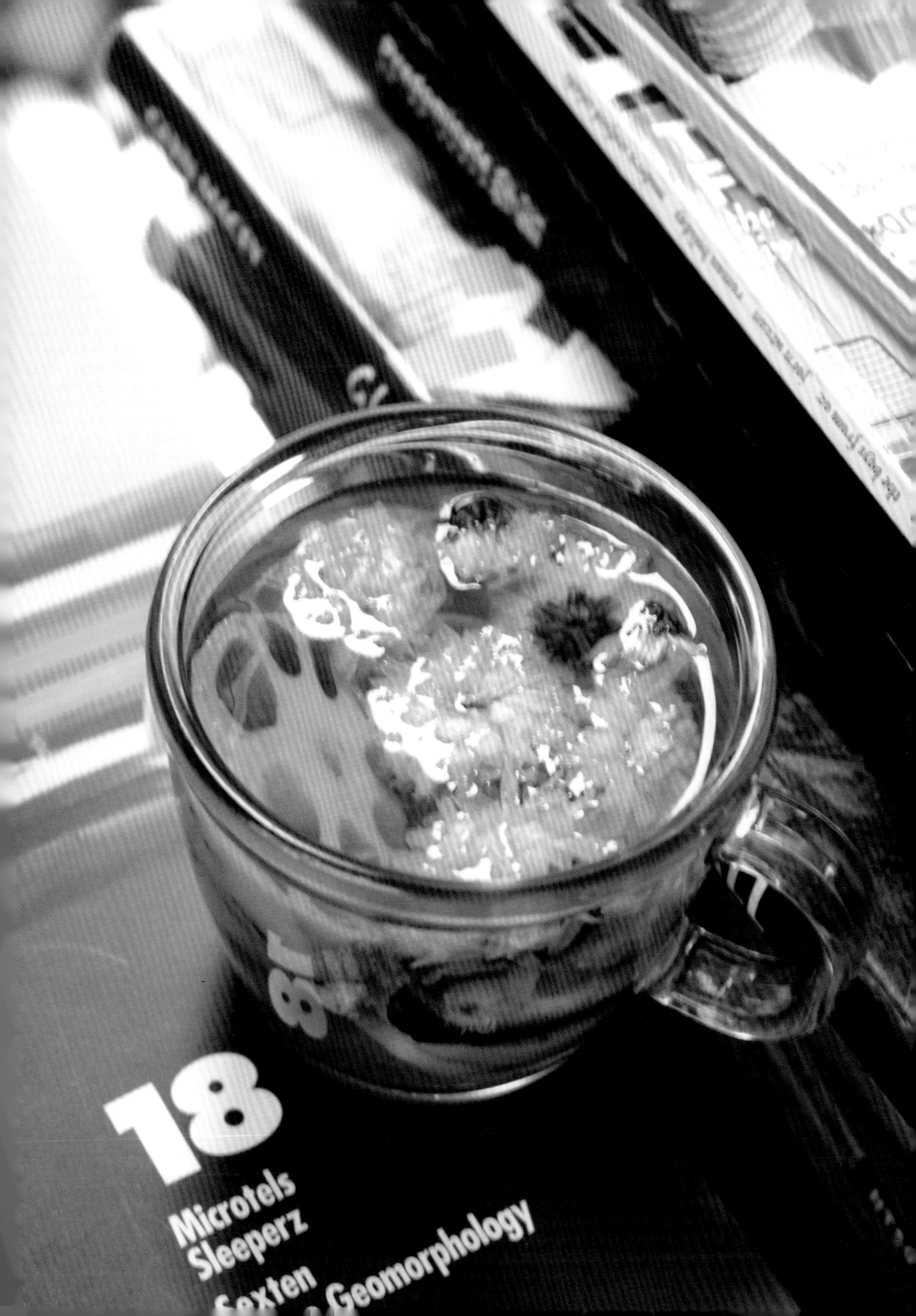
18
Microtels
Sleeperz
Sexten
Geomorphology

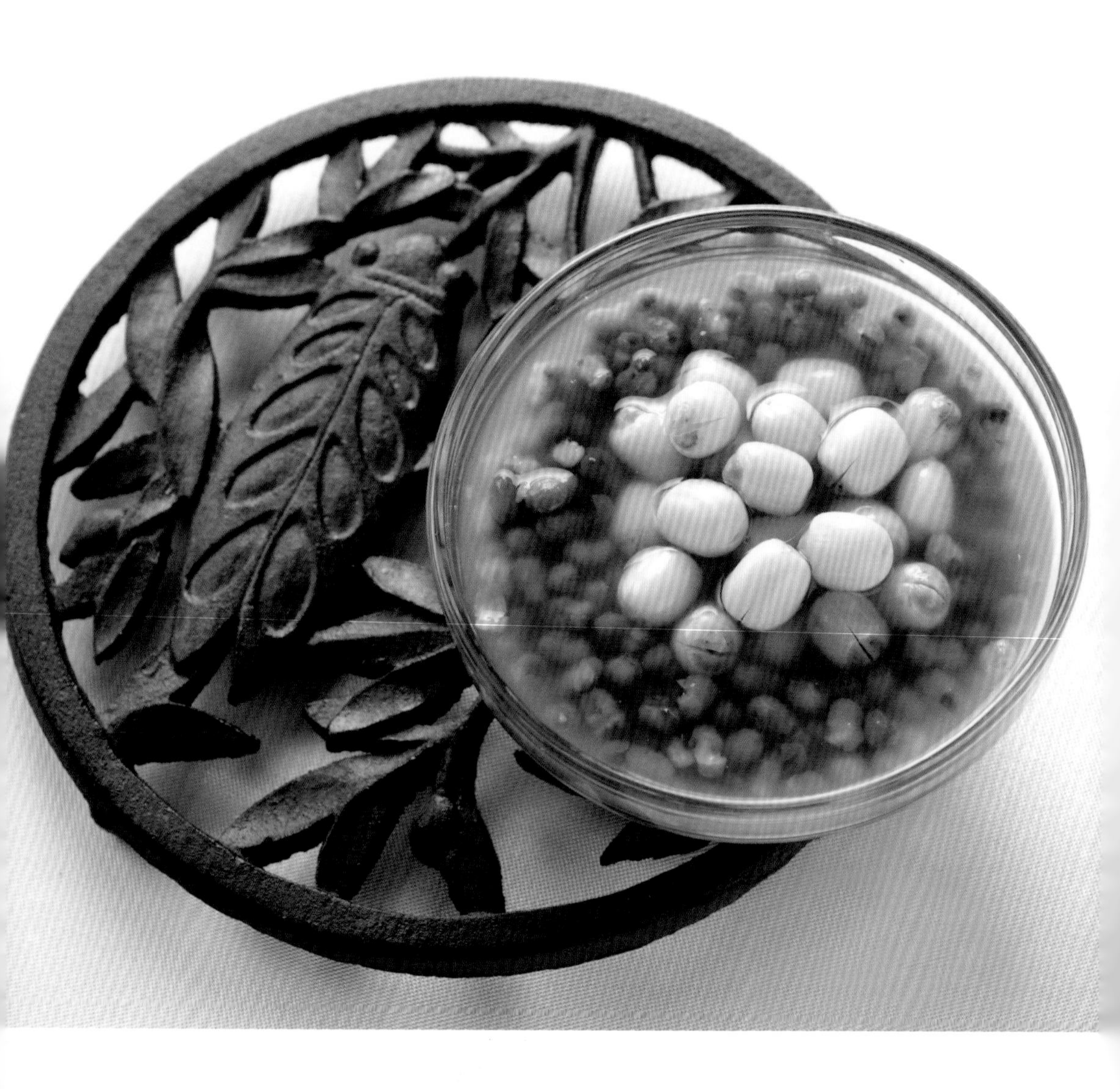

綠豆蓮子湯

安神清心，清熱養神

材料：

綠豆 300 公克、鮮蓮子 200 公克、冰糖 50 公克、水 1500 cc

作法：

1 綠豆洗淨，加水浸泡 1 個小時以上，備用。

2 蓮子洗淨，備用。

3 鍋內放入綠豆、水，煮沸後轉小火煮 30 分鐘，再加入蓮子續煮 15 分鐘，直到綠豆、蓮子鬆軟後熄火。

4 最後加入冰糖（可依個人口感，自行斟酌增減）拌勻即可食用。

養生小辭典

- 蓮子 健脾固腎、安神固精，清心養神。
- 綠豆 清熱消暑、利尿消腫、潤喉止渴、明目降壓，對於中暑、咽喉炎、瘡癤都有不錯的療效。
- 冰糖 單糖不易發酵，食用後於口腔內不會有食用砂糖後燥熱酸苦的感覺。

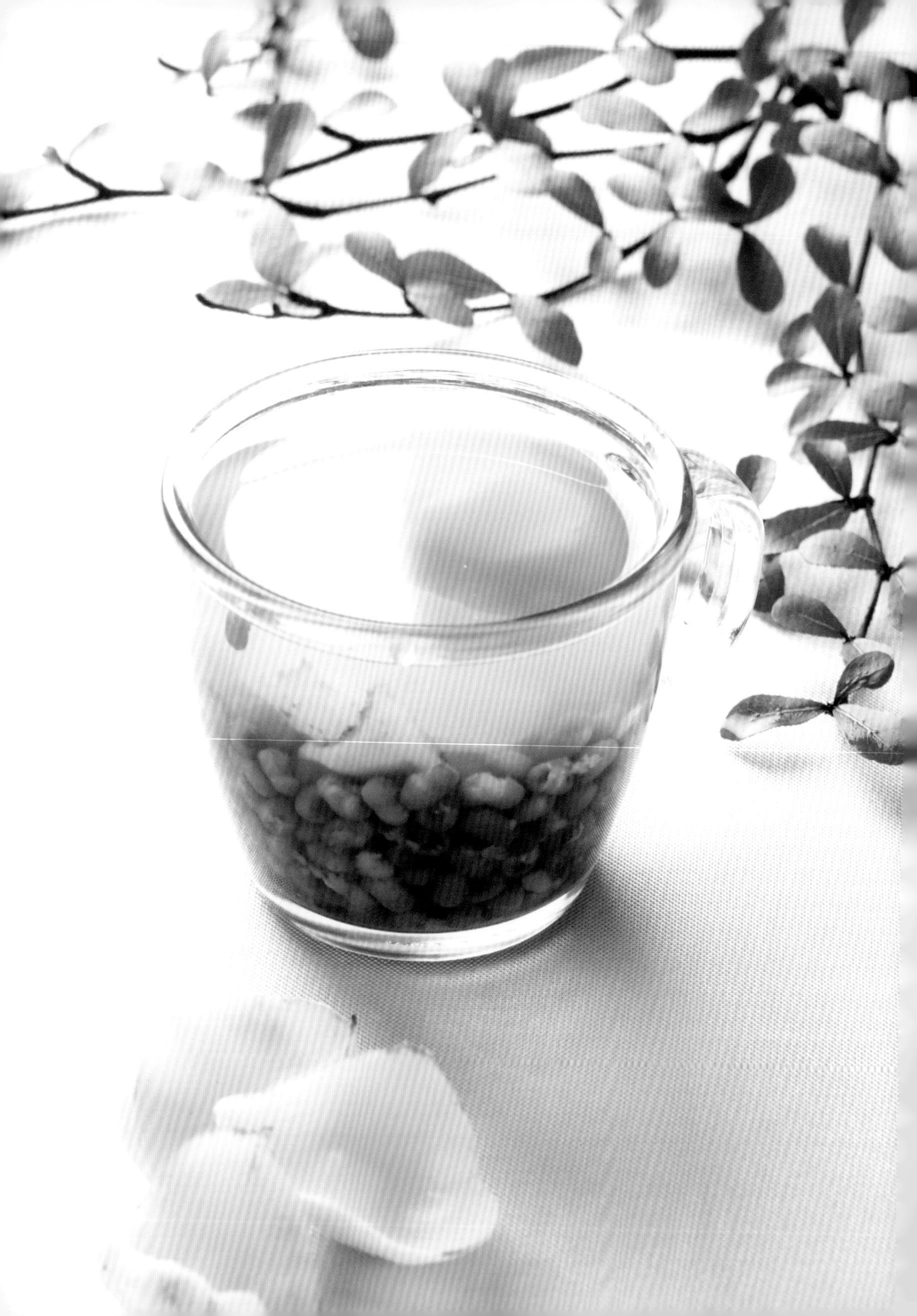

綠豆百合飲

清肝解毒、消暑除煩，生津止渴、延緩衰老

材料：

綠豆 200 公克、鮮百合 1 顆、桂花醬少許、冰糖適量

作法：

1 百合、綠豆分別洗淨，綠豆加清水適量浸泡 60 分鐘。

2 在鍋中放入 1200 cc清水，倒入瀝乾的綠豆，開火熬煮 30 分鐘，至綠豆軟爛熄火。

3 在鍋內加入桂花醬、冰糖，拌勻即可食用，或也可以代替茶汁飲用。

貼心叮嚀

盛夏冰涼後食用，更有透心涼的口感。

養生小辭典

- 綠豆 清熱消暑、利尿消種、潤喉止渴、明目降壓，是民間常用的消夏食品。
- 百合 潤肺止咳、清心安神。同時能清除體內有害物質，延緩衰老。
- 桂花 健脾益腎、舒筋活絡、化痰生津、除口臭、健腸整胃，並能平衡神經系統、滋潤皮膚。

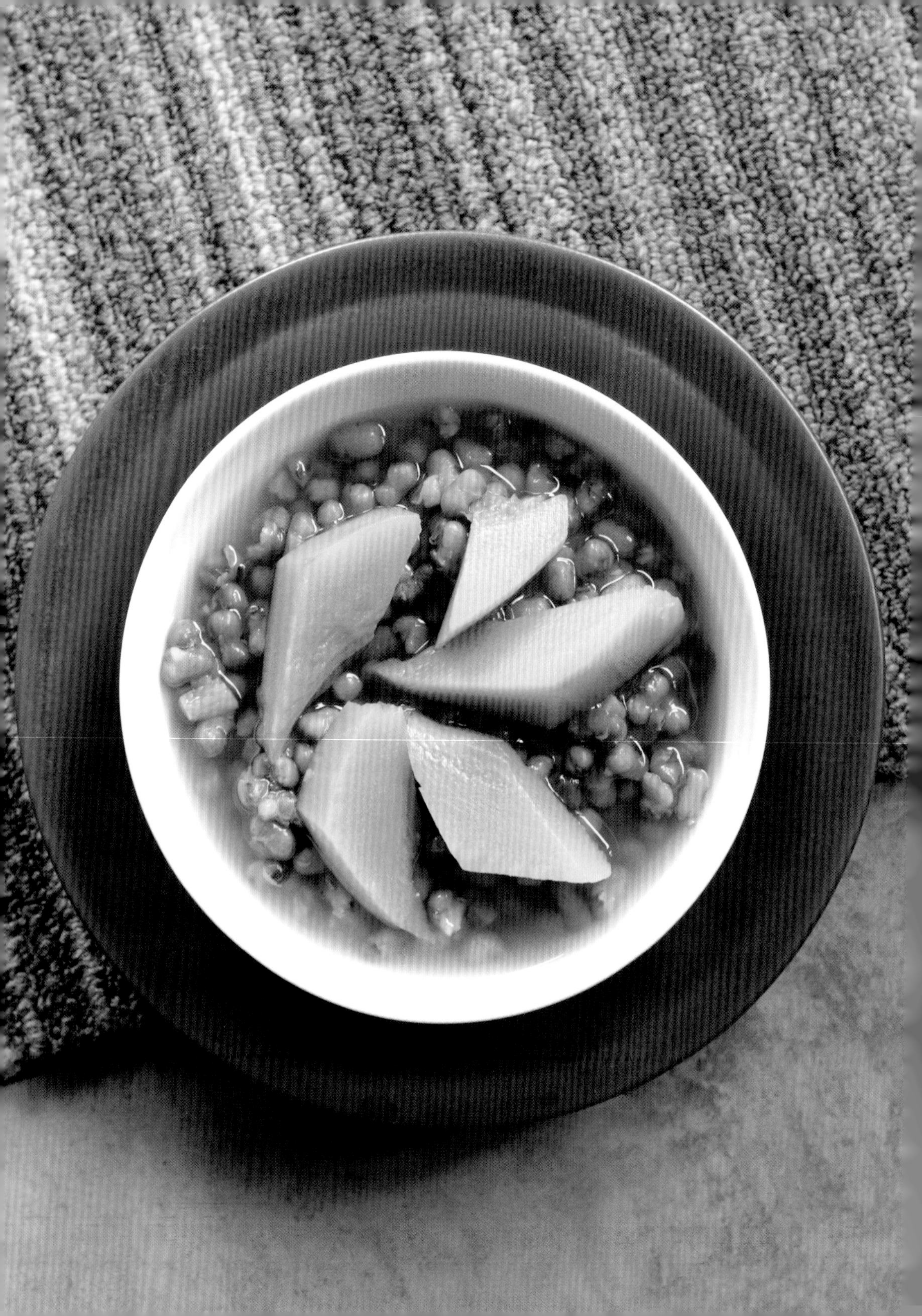

綠豆南瓜湯

清暑解渴，驅暑健脾，止渴生津

材料：

南瓜300公克、綠豆200公克、車前草15公克、蜜製甘草6公克、冰糖適量、清水2000 cc

作法：

1 南瓜削除表皮、去籽洗乾淨，皮、籽留用，瓜肉切塊備用。

2 綠豆先洗淨後泡清水1小時，備用。

3 車前草洗淨後，與南瓜皮、籽及蜜製甘草一起放入濾紙袋中。

4 在鍋中倒入水與綠豆，先開大火煮沸後，轉小火續煮50分鐘至綠豆、南瓜熟軟。

5 撈掉濾紙袋，再依個人口味添加冰糖調味，熄火即可食用。

養生小辭典

■ 綠豆　綠豆湯是家庭常備的消暑甜湯，可清熱、解暑、利尿。綠豆清熱之效在皮，解毒之功在肉。

■ 南瓜　補中益氣、益心斂肺。南瓜所含的甘露醇能幫助排便，豐富的維生素A衍生物，可穩定上皮細胞。南瓜皮有利水效果，南瓜籽則含有豐富微量元素。

■ 車前草　又名：野甜菜。能清熱解毒、消炎止血、鎮咳祛痰。是青草茶的原料之一，但性偏寒涼，不宜多食。

■ 蜜製甘草　能補脾益氣、清熱解毒、潤肺止咳，調和諸藥。

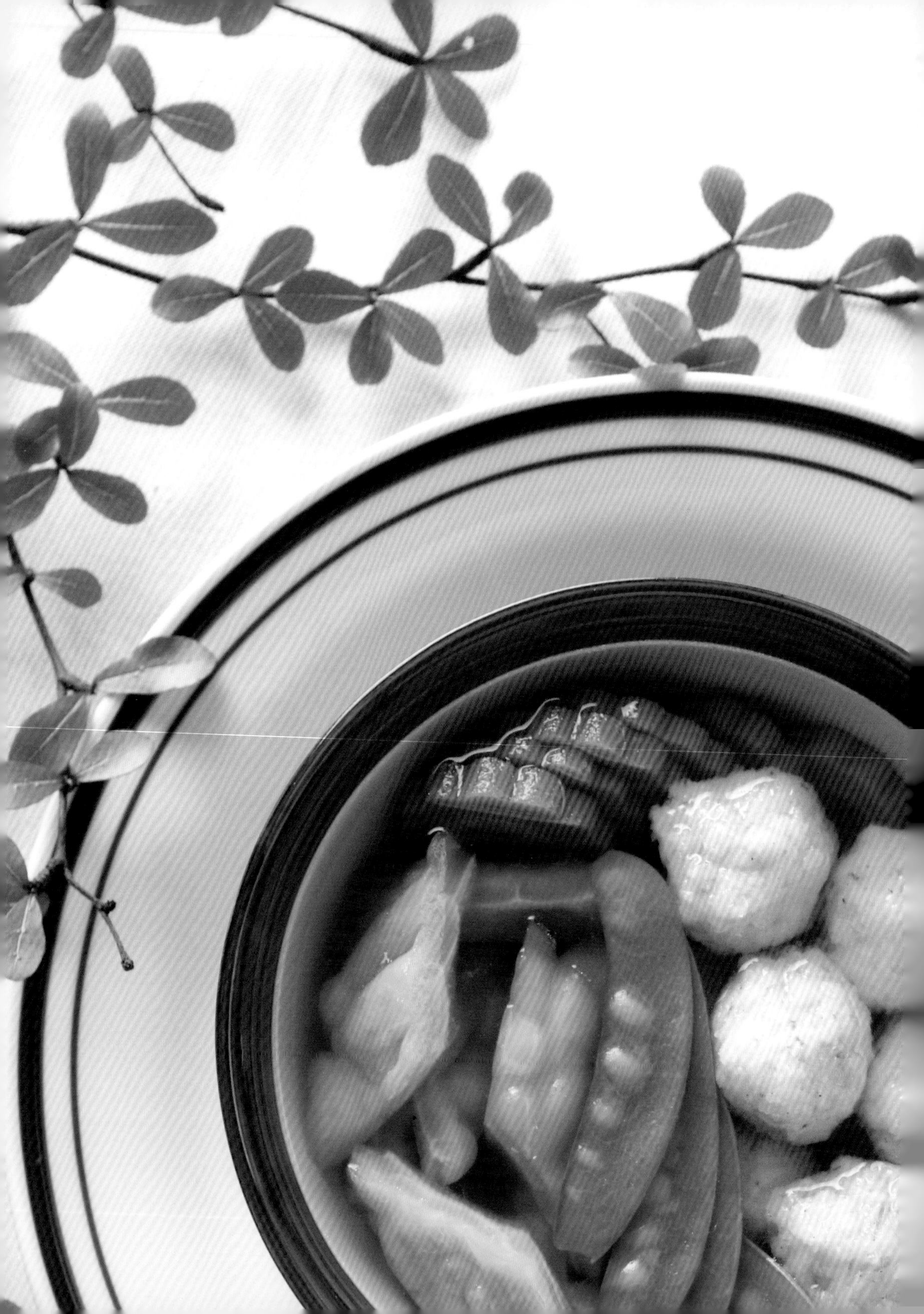

夏日好湯。水產

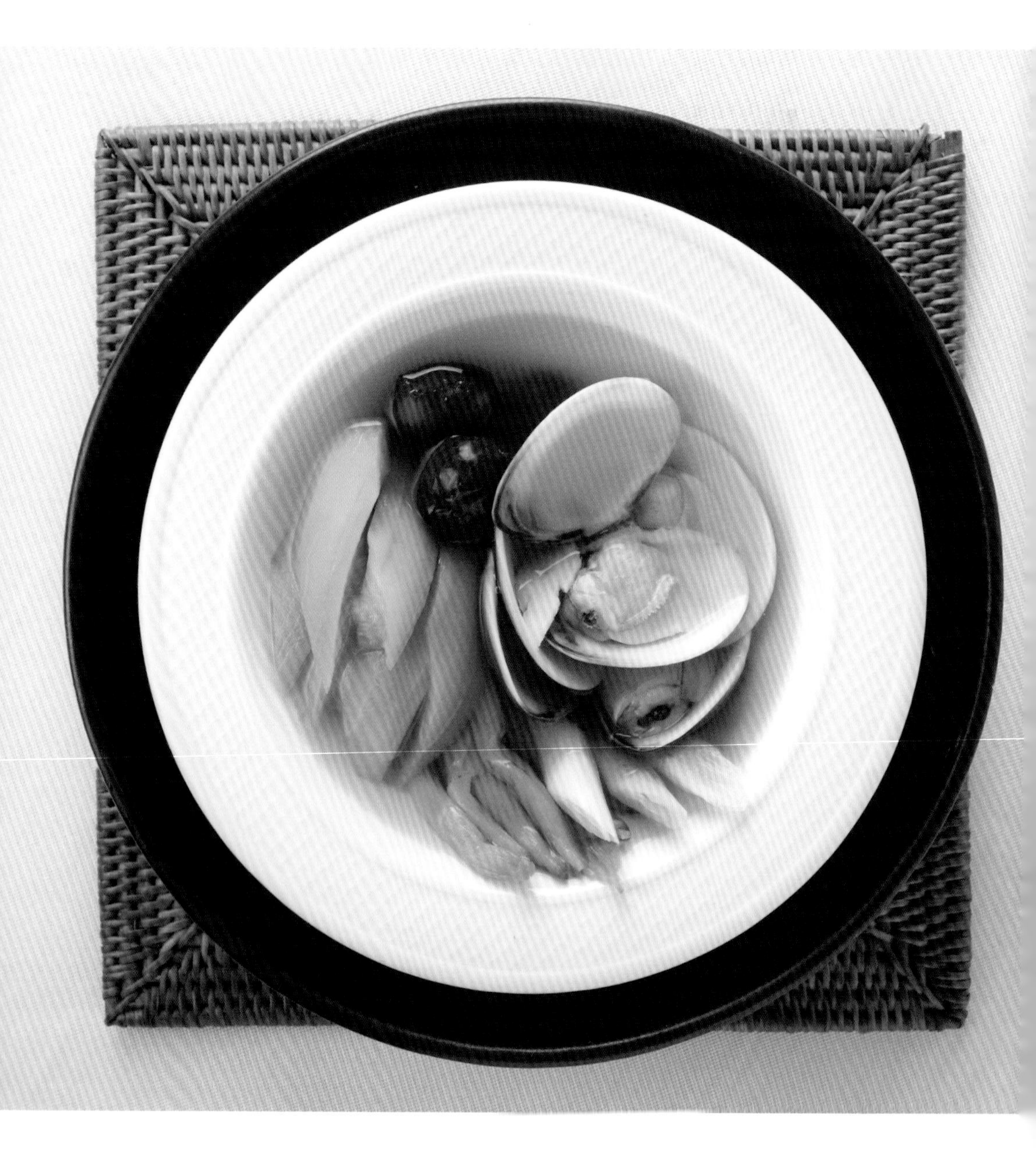

忘憂絲瓜蛤蜊湯

清熱解暑，養血平肝

材　料：

金針花 20 公克、絲瓜 1 條 (約 500 公克)、蛤蜊 300 公克、紅棗 12 粒、高湯 1200cc、薑片

調味料：

鹽 1/2 茶匙；米酒、香油各少許

作　法：

1 金針花、紅棗洗淨泡水備用；蛤蜊吐沙乾淨後，洗淨備用。

2 刨去絲瓜的外皮，切菱形塊。

3 鍋中放入紅棗、高湯，待湯沸滾後，放入絲瓜、金針花。再滾起時下蛤蜊、薑片及少許米酒一起煮，直到蛤蜊全部開口後熄火，以鹽及香油調味即可盛碗。

養生小辭典

■ 金針花 又名忘憂草、黃花萱草、黃花菜、健腦草。所含蛋白質、醣、鈣、鐵和硫胺在蔬菜中名列前茅，維他命A含量是胡蘿蔔的2倍。可利尿、美容、健腦、涼血平肝、消腫利濕，對於頭暈目眩、耳鳴、心悸、煩熱、失眠等症狀都有食療效果。

■ 絲瓜 清熱解暑、通絡活血，味道清雅和淡，堪稱夏季瓜果No1。

■ 蛤蜊 富含蛋白質、維生素A、鈣、磷、核黃素，能清熱利濕、滋陰生津，但性寒味鹹，脾胃寒的人最好少食。

■ 紅棗 補益脾胃、養血安神。

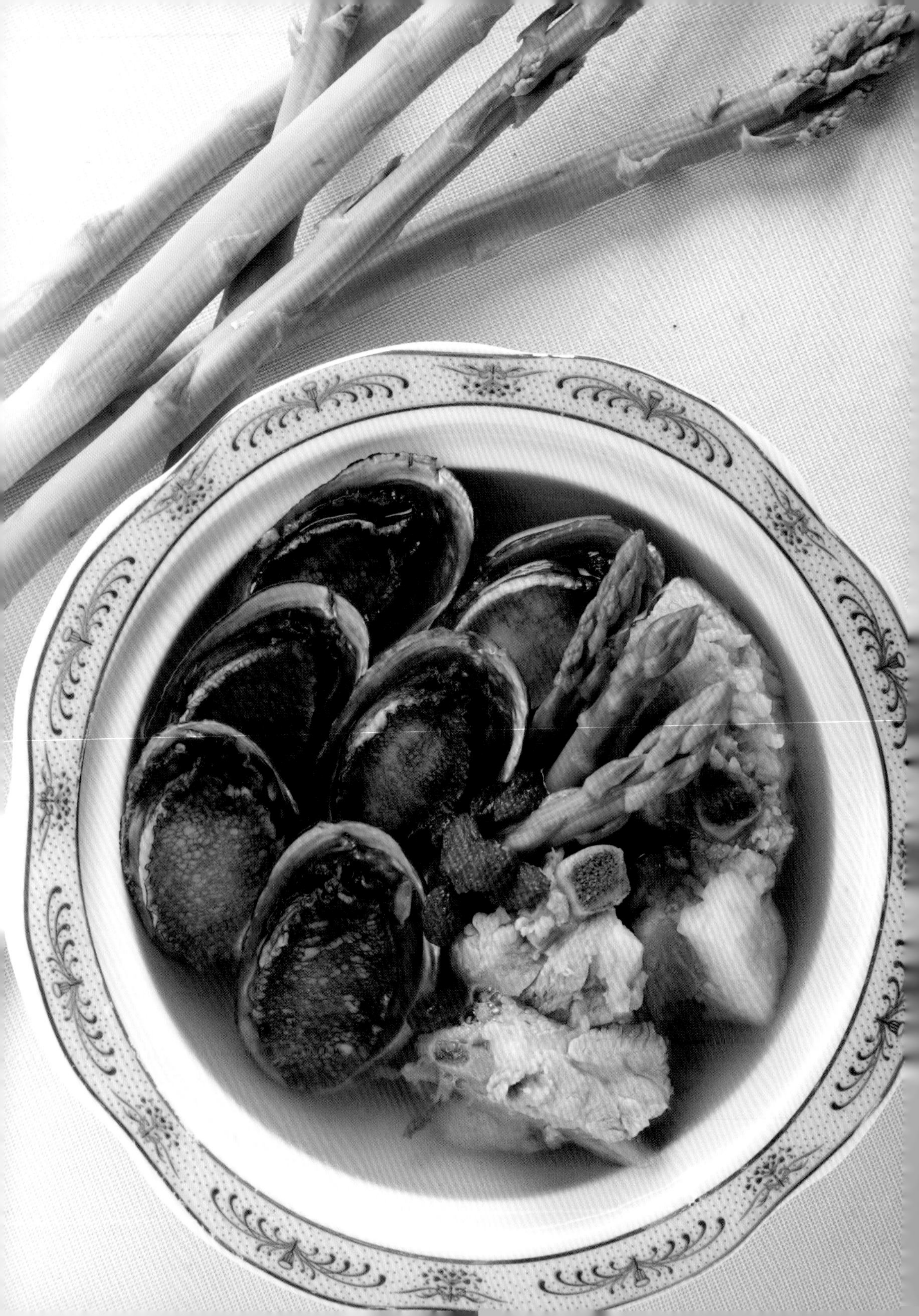

蘆筍黨蔘燉九孔

清熱補氣，益腎養顏，清肝明目

材　料：

蘆筍 300 公克、九孔 12 個、子排 300 公克、當歸 2 片、
黨蔘 8～10 片、枸杞 25 公克、水 10 碗（2500cc）、
薑、蔥各適量

調味料：

冰糖 1 小匙、米酒 1 碗、鹽適量

作　法：

1 黨蔘、枸杞洗淨備用；當歸洗淨後泡米酒備用。

2 在鍋中放水燒開，放入蔥段、薑片，再放入九孔汆燙去腥；另外排骨也汆燙洗淨備用。

3 另用湯鍋放入水燒開，放下排骨、黨蔘及米酒一起燉煮約 20 分鐘。

4 將九孔、當歸、蘆筍放入鍋中同煮 5 分鐘，起鍋前加入枸杞，並下鹽調味後熄火，滴幾滴浸泡過當歸的米酒提味。

養生小辭典

■ 蘆筍 含豐富葉酸和硒，可以抗氧化、防衰老及提升免疫力。但蘆筍含高普林，糖尿病患者和痛風患者應少吃。此外，蘆筍不能生食，保存時應避免日曬。

■ 九孔 又名台灣小鮑魚。按中醫理論，鮑魚有滋補清熱、滋陰養顏，清肝明目的食療功效，因此又稱「明目魚」。

■ 排骨 提供能量，增加細胞修補能力。

■ 黨蔘 補氣養血、和脾胃、生津清肺。對氣短無力、脾胃虛弱、食慾不振等氣虛之症特別有效。

■ 當歸 健脾補肺、固腎益精，是養脾第一品。

■ 枸杞 促進免疫能力，降低血糖，多吃可促進肝細胞新生。

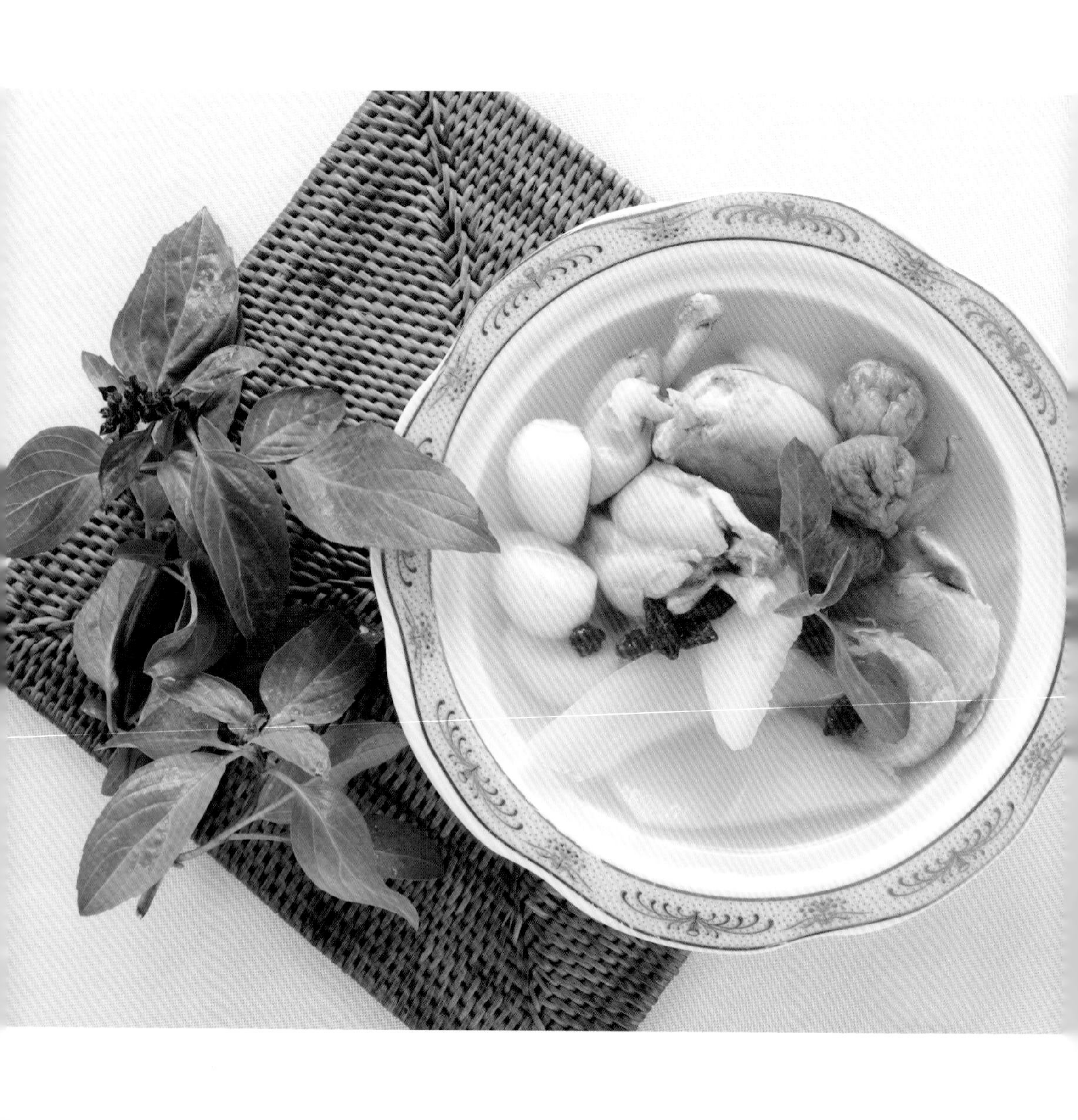

魚翅瓜田雞湯

滋陰補腎，調理腸胃，最宜身體虛弱的人飲用

材　料：

魚翅瓜 1/4 顆（約 1.5 台斤）、田雞 3 隻（去皮牛蛙約 1.5 台斤）、
豬小腱子 4 個、去皮蒜頭 7～8 顆、無花果 5 顆、
枸杞 12 公克、薑數片、九層塔少許

調味料：

米酒、鹽、胡椒粉各少許

作　法：

1 先將所有材料洗淨，魚翅瓜去皮切大塊；田雞也切大塊備用。

2 豬小腱子、田雞依序汆燙後備用。

3 鍋中加入所有材料，加適量水煮滾，先以大火煮 20 分鐘，轉中小火煲 1 個小時。

4 起鍋前加鹽、酒及胡椒粉調味。

養生小辭典

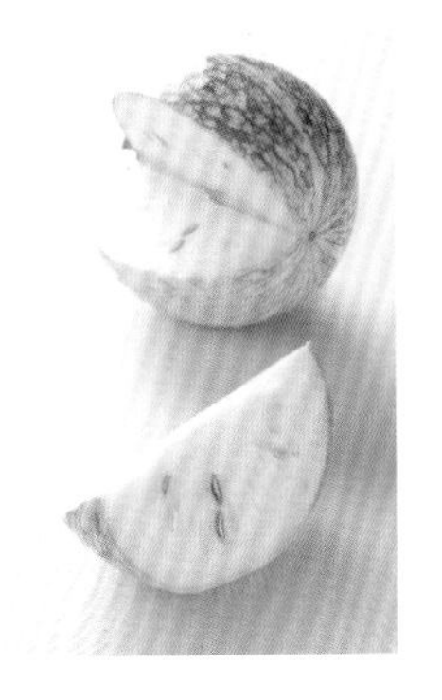

- 魚翅瓜 瓜肉在烹煮時會分開變成一條一條，好像刨成絲，西方人因此稱它意粉瓜 Spaghetti Squash，中國人覺得像魚翅，近年來許多素菜館興起用它來做素翅材料。魚翅瓜主要產在紐西蘭，台灣中南部也有少量種植，含豐富維他命 C 及高纖維。成熟的瓜外皮呈奶黃色，樣子長得像小西瓜，烹煮後吃起來味似冬瓜，但口感更豐富。

- 田雞 又名牛蛙。含有豐富蛋白質、脂肪、鐵，磷，鈣等微量元素。能清熱解毒、利水消腫、滋陰補虛、補益肺腎。對飽受虛胖、水腫的人有相當改善效果。

- 大蒜 大蒜的硫化物可抗菌，有助預防感冒。

茵陳黃金蜆

清熱解毒，行血滋補，利水消腫，促進免疫功能

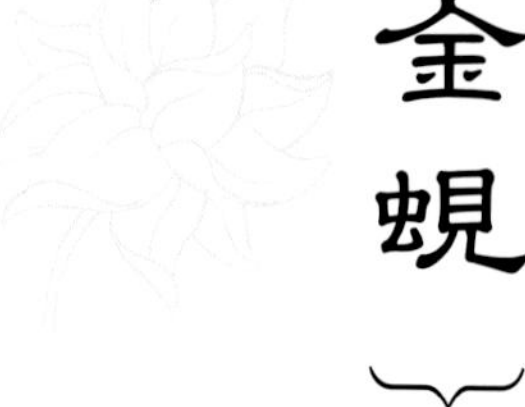

材　料：

茵陳 2 公克、黃金蜆 300 公克、冬瓜 300 公克、紅棗 10 顆、枸杞 6 公克、薑片及蔥段少許

調味料：

鹽適量、冰糖少許、米酒少許

作　法：

1. 黃金蜆洗淨，清水中加一滴沙拉油，放入黃金蜆浸泡，吐淨腹內沙土，備用。茵陳洗淨瀝乾，放入濾袋中備用。紅棗洗淨，備用。
2. 冬瓜洗淨，去皮除囊（皮、囊留用）後切塊，冬瓜皮、籽用濾紙袋裝起來，備用。
3. 在湯鍋中放入茵陳袋、冬瓜、冬瓜皮濾紙袋、紅棗和適量清水，先開大火煮沸後，轉小火，煮 20 分鐘，撈除紅棗、濾紙袋，冬瓜與湯汁留用。
4. 再放入黃金蜆、枸杞、薑片、蔥段，稍煮至蜆口張開，熄火加入鹽、糖調味，滴點米酒即可食用。

養生小辭典

- 茵陳 味苦性微寒，能清溼熱、退黃疸、並能降血壓及抗菌。
- 蜆 常被推薦為保肝最佳食品，「蛋白質價」高達 100，並含有豐富的牛磺酸、多種有機礦物質、維生素 B2、B6、B12、膽鹼，以中醫的觀點，膽鹼可有效防止肝癌與肝硬化。
- 冬瓜 清熱生津、避暑除煩。
- 紅棗 益氣補血、健脾和胃。經常食用，可使氣血調和。
- 枸杞 降血糖、膽固醇、促進造血功能，增加免疫力，並能保肝、增強抗病能力。

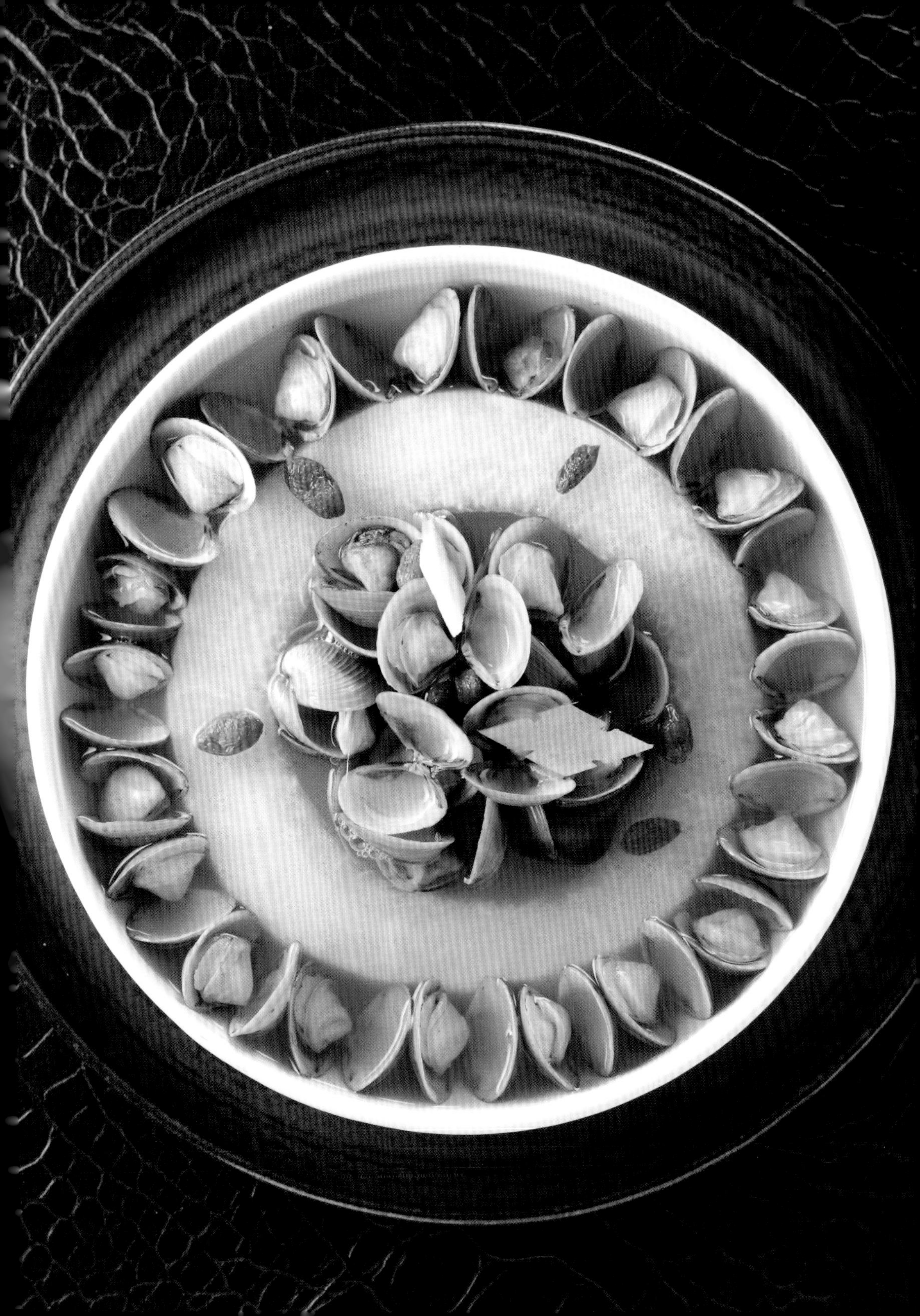

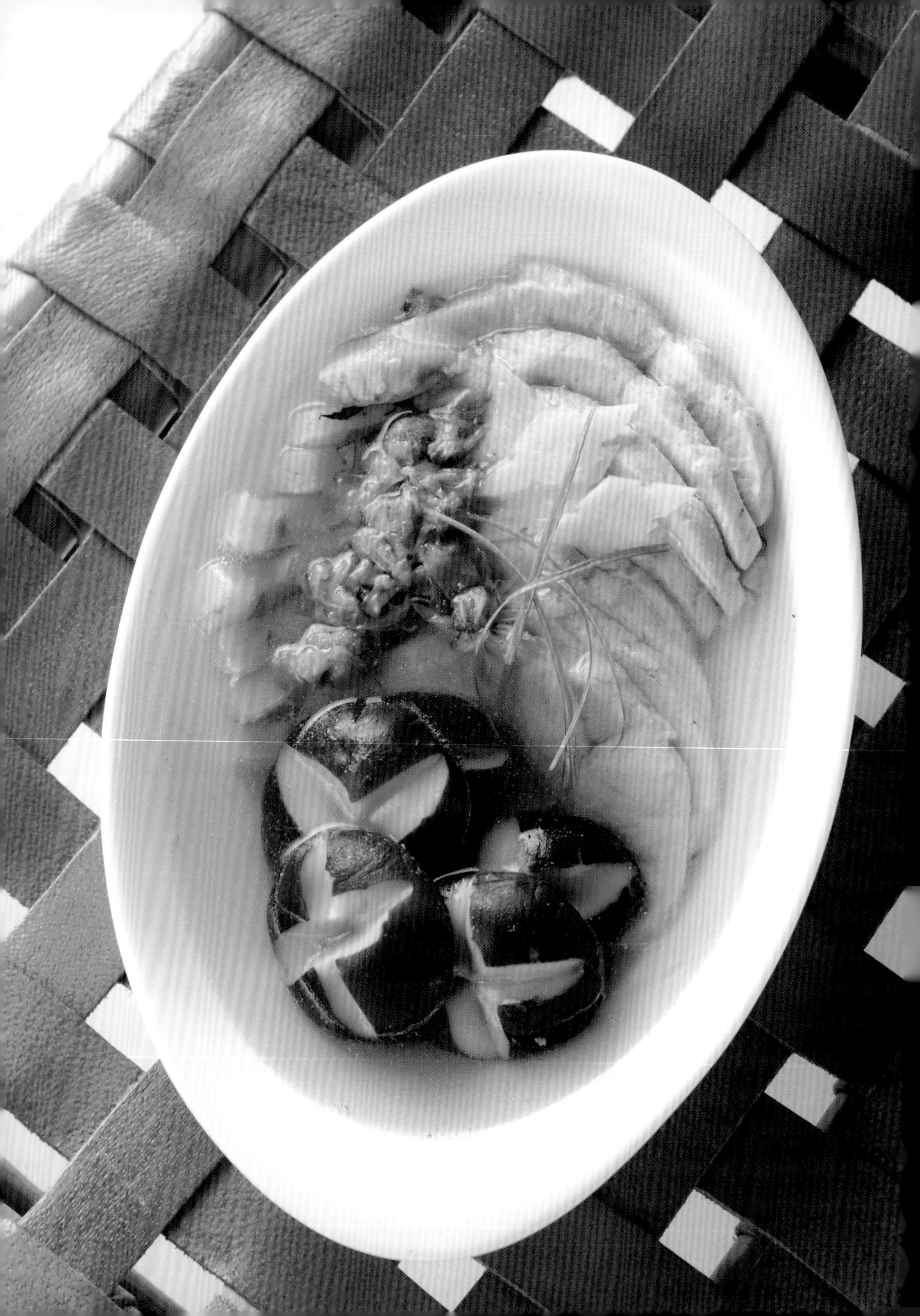

菊花魚片湯

預防暑熱，消除火氣，驅風平肝

材　料：

乾菊花 12 公克、草魚肉 (中段) 300 公克、冬菇 8～10 朵、薑 5～6 片、蔥段 2 根、魚高湯（或清水）1500cc

調味料：

鹽適量；冰糖、米酒、白胡椒粉各少許

作　法：

1 將乾菊花瓣用清水浸泡，瀝乾水分，備用。

2 冬菇洗淨後用水泡發切片。魚肉切成約 0.5 公分左右厚度的魚片，備用。

3 湯鍋內加入冬菇、菊花、蔥、薑及魚高湯 1500 cc，煮沸後轉中小火煮 10 分鐘。

4 接著放入魚片和米酒，待魚片熟後撈除薑蔥，最後加鹽、冰糖調味，撒點胡椒粉即可盛碗食用。

養生小辭典

- 菊花 具有抑菌、解熱、抗病及防治心血管疾病等功效。可治療因外感風熱或感冒引起的發熱、頭痛等症狀。
- 草魚 含豐富蛋白質、脂肪酸、維生素 D 和鈣、磷、鐵、硫胺素、核黃素、尼克酸等微量元素；能有效預防骨質疏鬆症，也是人體優質蛋白質的重要來源。
- 冬菇 入冬後採收的香菇，肉質肥大，香味濃郁。香菇含有優質蛋白質、脂肪、糖分、維生素 B1、B2、B6、B12、鈣、磷、鐵及香菇素、香菇多醣等，能增強免疫功能。

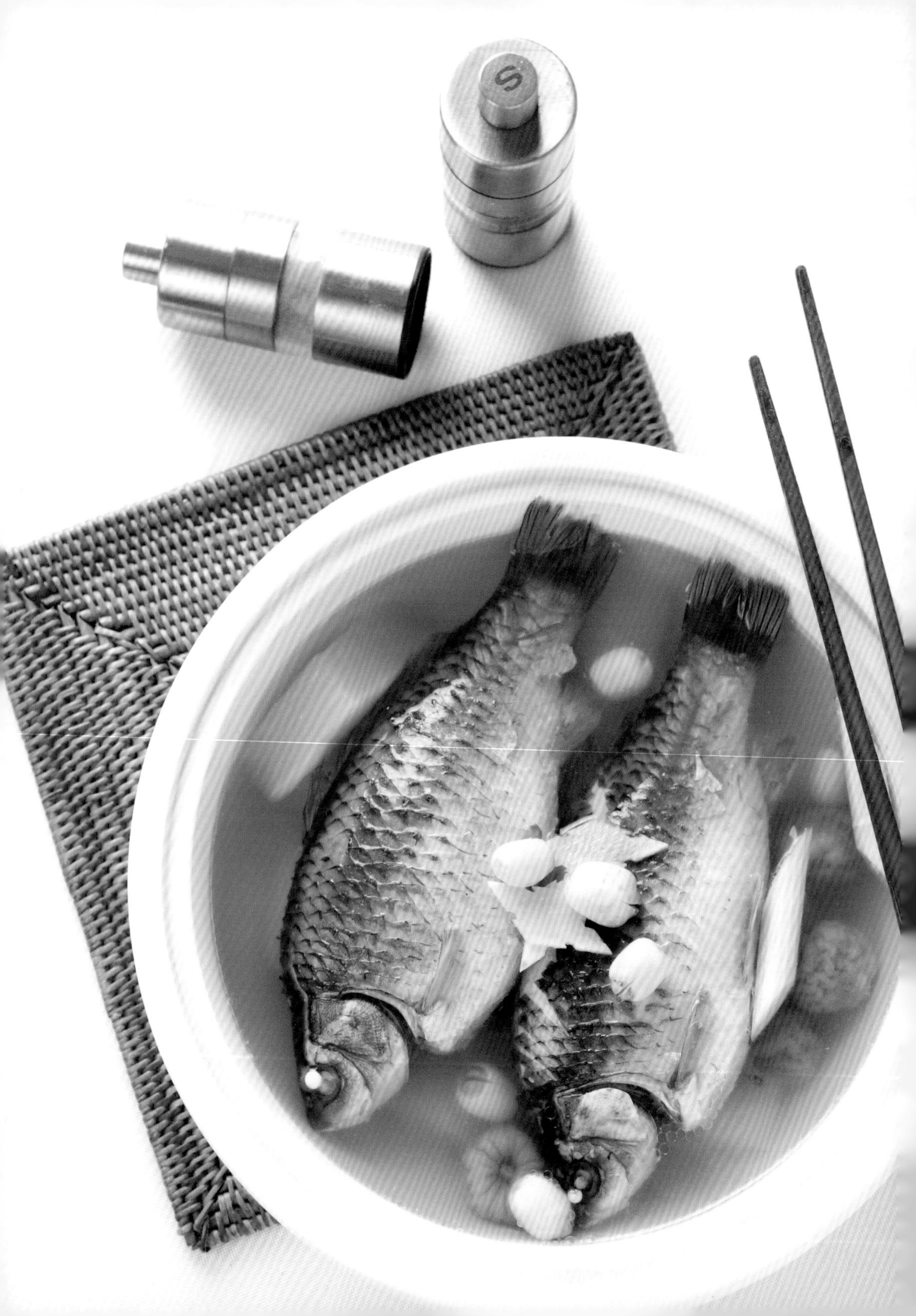
S

蓮子鯽魚湯

清熱消暑，健脾益胃，經常用於病後滋補

材　料：

鯽魚 2 條、鮮蓮子 20 公克、白蘿蔔 1/2 根（約 250 公克）、無花果 5 顆、薑絲、蔥絲各少許。

調味料：

鹽適量；米酒、香油各少許

作　法：

1 鯽魚洗淨去除鱗片、內臟，在鍋裡放少許油將魚用慢火稍煎至表皮呈微黃，備用。

2 蓮子去心洗淨，白蘿蔔洗淨後削去外皮，切成塊狀，備用。

3 將魚、蓮子、白蘿蔔、無花果一起放入鍋內，加水 2500cc 用大火煮沸後，改小火續煮 1 小時。

4 起鍋前加鹽調味，淋點米酒、香油，盛碗後擺上少許薑絲和蔥絲。

貼心叮嚀

魚煎過香氣較好，魚肉不易散爛，味道較香濃。怕油膩的人，可以省略煎魚步驟。

養生小辭典

- 鯽魚 含優質蛋白質，能強化肌膚的彈力纖維，減輕因壓力、睡眠不足導致的早期皺紋。
- 蓮子 清心益腎、健脾止瀉，可降心火，促使精神安定，適用於容易心悸的人。不過便秘時不宜吃。
- 白蘿蔔 含多量維生素 C 與膳食纖維，具開胃、助消化等功能。
- 無花果 含大量葡萄糖和果糖，以及蛋白質、維生素 A、C、D 等。具有滋陰健脾、益胃潤腸、清熱解毒和消腫止血等功效。

青木瓜鮭魚頭湯

補氣生血，調和免疫力

材料：

鮭魚頭 1 個、青木瓜 1 顆、蜜棗 3 顆、黃耆 8～10 片、
生薑 5～6 片、蔥數段

調味料：

米酒少許、鹽適量、糖少許

作法：

1. 青木瓜去皮切塊，鮭魚頭洗淨剁塊備用。
2. 將 4000cc 水倒入鍋中，水煮開後，先放入青木瓜、蜜棗、黃耆、生薑、蔥段煮 10 分鐘。
3. 再將鮭魚頭塊放入鍋中，煮至湯滾沸後，再煮 5 分鐘，即可調味盛碗。

養生小辭典

- 鮭魚 熱量和膽固醇都較一般魚類低，每 100 克鮭魚肉的熱量低於 150 卡路里，卻含有 2.7 克 的 Omega-3 不飽和脂肪酸，DHA 和 EPA 含量都極為豐富，有助於兒童腦部發展，預防心血管疾病。

- 青木瓜 豐富的木瓜酶，有助胸部發育、潤滑肌膚，維生素 C 含量是蘋果的 48 倍之多，能幫助體內毒素的排出。

- 黃耆 本草綱目中的草本上品。主治內傷勞倦、肺虛咳嗽、盜汗、水腫等一切氣虛血虛之症。年長者可多食用來補氣生血。

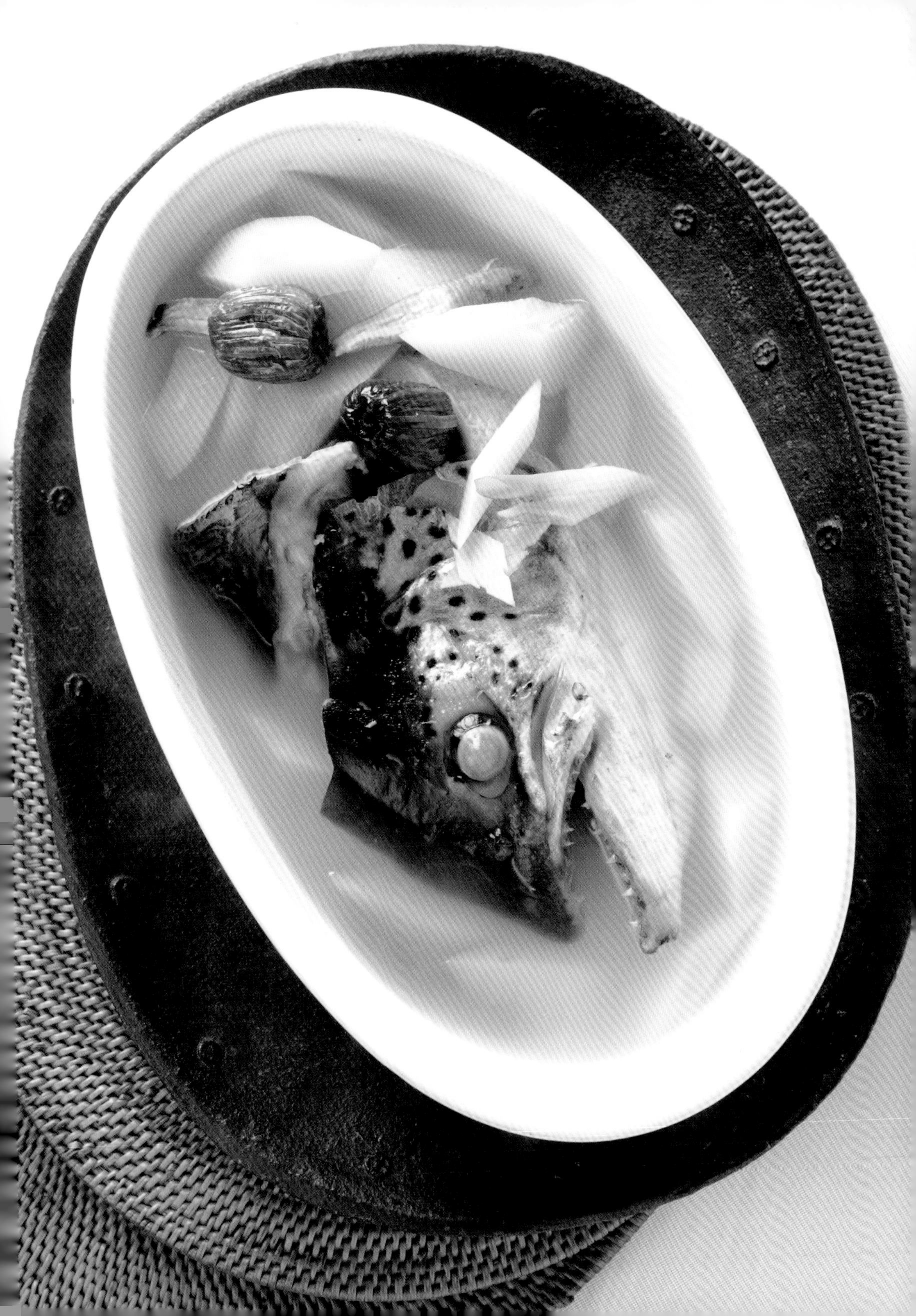

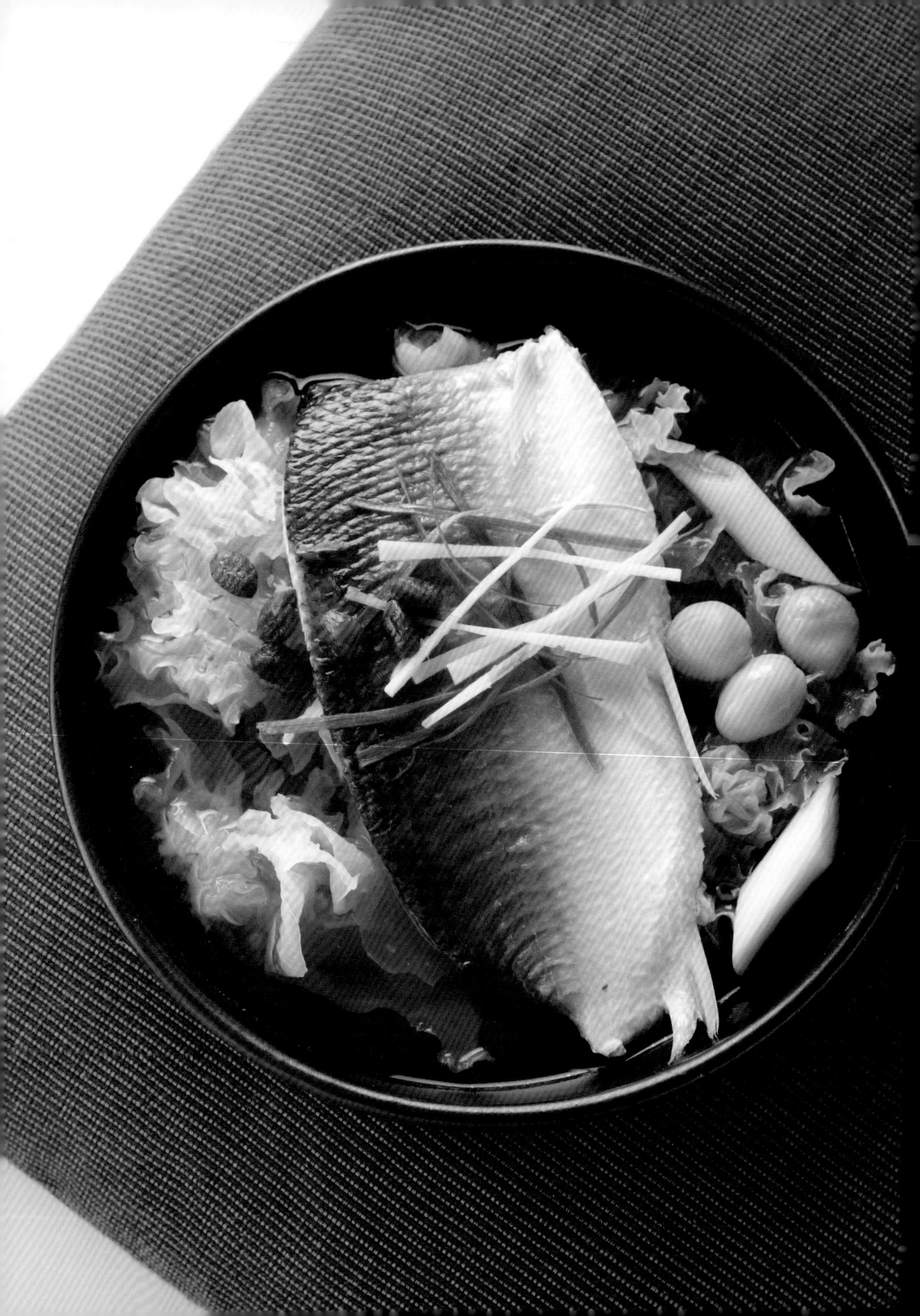

白果銀耳魚肚湯

養腦提神，明目解毒，抗氧化

材　料：

虱目魚肚 1 片、白果 10 顆、銀耳 2～3 朵、枸杞少許、薑 3～4 片、蔥段 1 根、清水 600 cc

調味料：

鹽適量；米酒、冰糖各少許

作　法：

1 將白果洗淨放入鍋內，用糖水以小火熬煮 40 分鐘，去除苦味，備用。

2 銀耳洗淨泡發，枸杞洗淨瀝乾，魚肚洗淨瀝乾，備用。

3 在鍋中注入清水，放入銀耳煮到滾沸，轉小火續煮 20 分鐘。

4 再加入魚肚、薑片、蔥段改中大火再煮到滾沸，轉小火續煮 3～5 分鐘，直到魚肚全熟。

5 起鍋前加入枸杞及白果，並以冰糖、鹽和米酒調味，即可熄火盛碗。

養生小辭典

- 虱目魚 甜美的魚肉中所含的游離胺基酸，以牛磺酸和組胺酸為大宗，具有養腦提神、明目解毒、抗氧化功效。
- 白果 含白果醇、白果酸，少量使用可預防血栓，並有延年益壽的功效。
- 枸杞 滋補肝腎、明目安神。

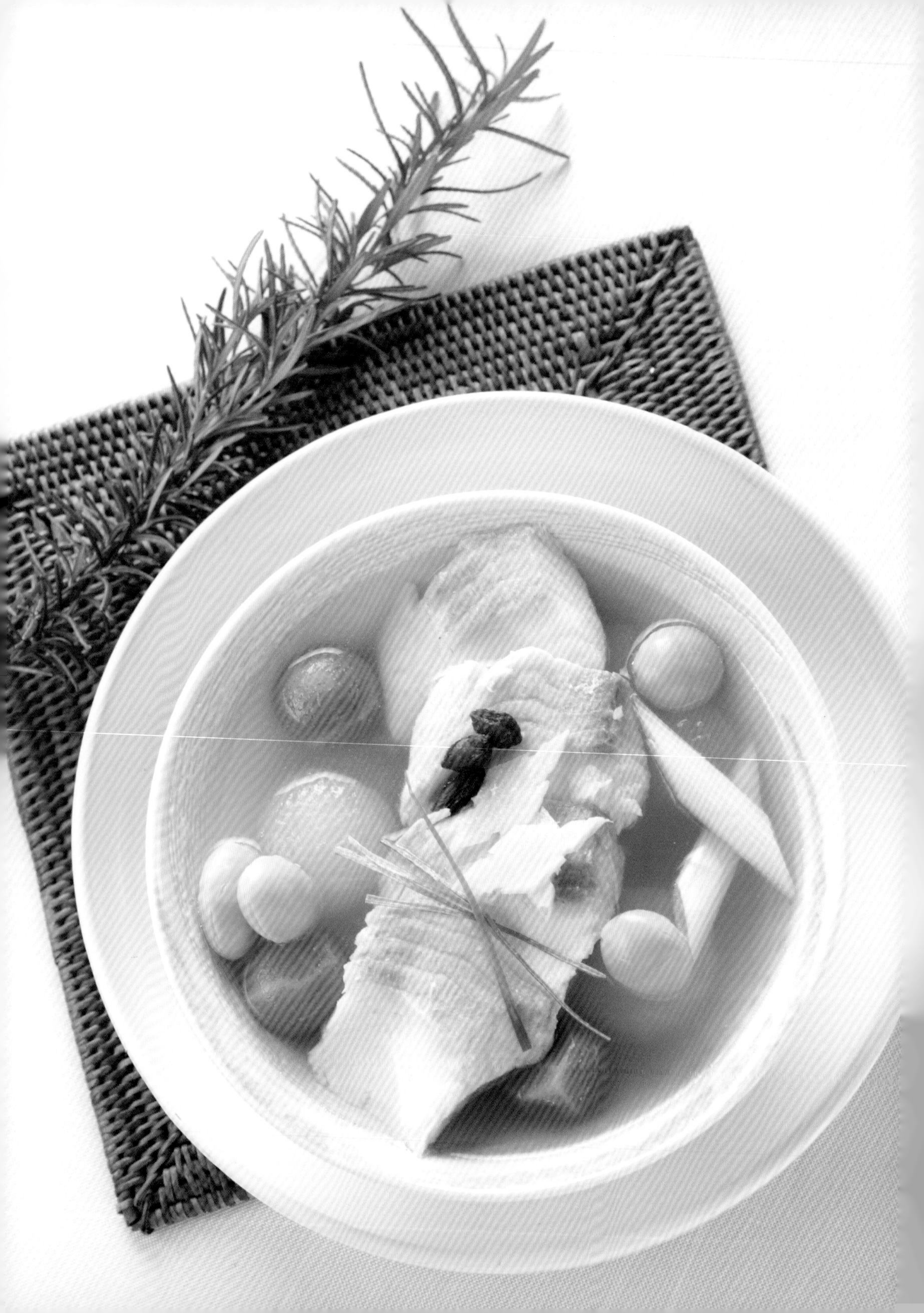

冬瓜鯛魚片湯

清熱解毒，清胃降火

材料：

冬瓜 200 公克、鯛魚片 1 片 (約 200 公克)、胡蘿蔔 1 小段、白果 15 顆、枸杞 10 公克、蔥段 2 根、薑片少許

調味料：

米酒、冰糖、鹽各少許

作法：

1 先將白果洗淨，放入鍋中煮糖水 40 分鐘，去除苦味備用。

2 冬瓜、胡蘿蔔去皮、籽，用挖球器挖成圓球；鯛魚洗淨切大片；枸杞洗淨瀝乾，備用。

3 在湯鍋中放入 1500cc 清水，同時將冬瓜、胡蘿蔔、薑片、蔥段一起放入，用大火煮開後，改小火煮 25 分鐘。

4 接著放入鯛魚片，改用大火煮至滾沸，放入枸杞、白果煮 1 分鐘後熄火。起鍋前加少許糖、鹽調味，並淋上米酒，即可盛碗食用。

貼心叮嚀

挖出冬瓜和胡蘿蔔球可以增加食趣，如果嫌麻煩也可直接切塊下鍋。

養生小辭典

- 冬瓜 利尿消腫、清熱解毒。炎熱的夏季中暑煩渴，食用冬瓜能收顯著療效。經常食用冬瓜，還能去除體內過剩脂肪。
- 鯛魚 含豐富蛋白質、鈣質，脂肪含量低、肉質細緻。
- 白果 能擴張血管、促進微血管循環，具有補腎健腦、滋膚保容、滋陰潤肺、抗衰老等功效。
- 枸杞 滋補肝腎、明目安神。

番茄蘿蔔鮮魚湯

消暑利水，清熱解毒，強筋壯骨，緩解夜間盜汗

材　料：

番茄2顆、白蘿蔔1個、高湯2000cc、鱸魚1條、蛤蜊300公克、蒜苗1支、薑3片

調味料：

米酒1大匙、鹽適量、冰糖少許

作　法：

1 番茄切塊、蒜苗切末、白蘿蔔去皮用挖球器挖成圓球。

2 魚先去骨取肉，再將魚肉切塊備用。

3 在湯鍋中放入蘿蔔球、薑片、魚骨和高湯，先以大火煮開，水沸後轉小火燉煮30分鐘，撈除魚骨。

4 接著放入番茄煮10分鐘，加入魚肉、蛤蜊續煮，至蛤蜊打開。最後加鹽、糖調味，淋上米酒，熄火盛碗，撒上蒜苗末即可食用。

養生小辭典

- 白蘿蔔 白蘿蔔含有多量的維生素C與膳食纖維，能防止胃酸過多、胃炎及胃潰瘍，對胃部黏膜修護，促進消化機能有很好的效果，並能改善焦躁不安的心情。
- 番茄 止渴生津、健胃消食、清熱解毒、降低血壓。
- 鱸魚 肉質細嫩鮮美、營養好吸收，長久以來就被視為滋補身體、手術後癒合及產後哺乳的最佳食補材料。可改善失眠、腰腿痠軟、四肢乏力。
- 蛤蜊 含豐富蛋白質、鐵、鈣、磷、碘、維生素、胺基酸和牛磺酸等營養素。可滋陰明目、利水消煩解渴，並能緩解夜間盜汗等症狀。
- 蒜苗 有助降血脂、防止血栓。其中所含辣素，可抵抗病毒和細菌，提高免疫力，預防流行性感冒、腸炎。但烹煮時間不宜過久，以免破壞辣素功效。

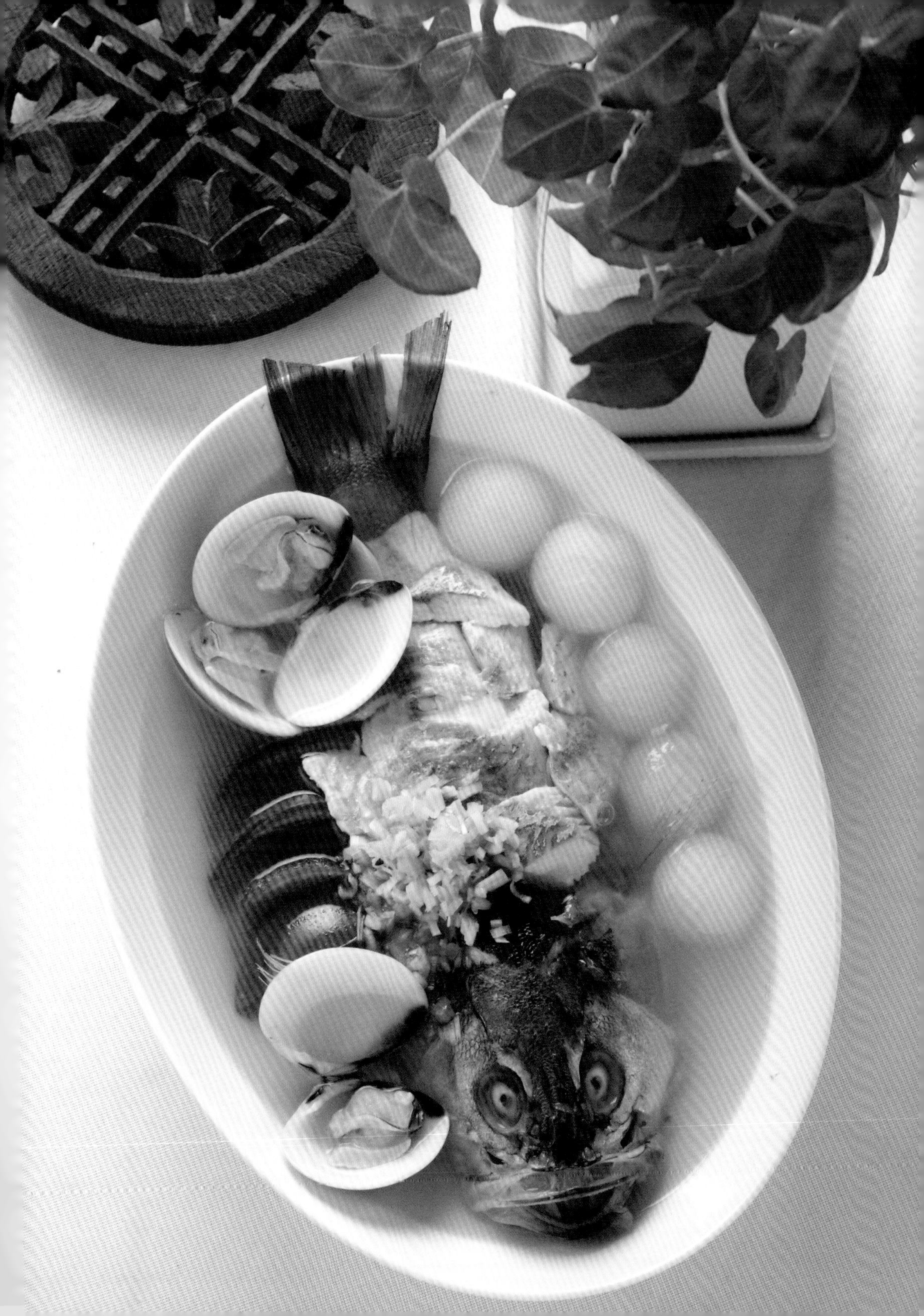

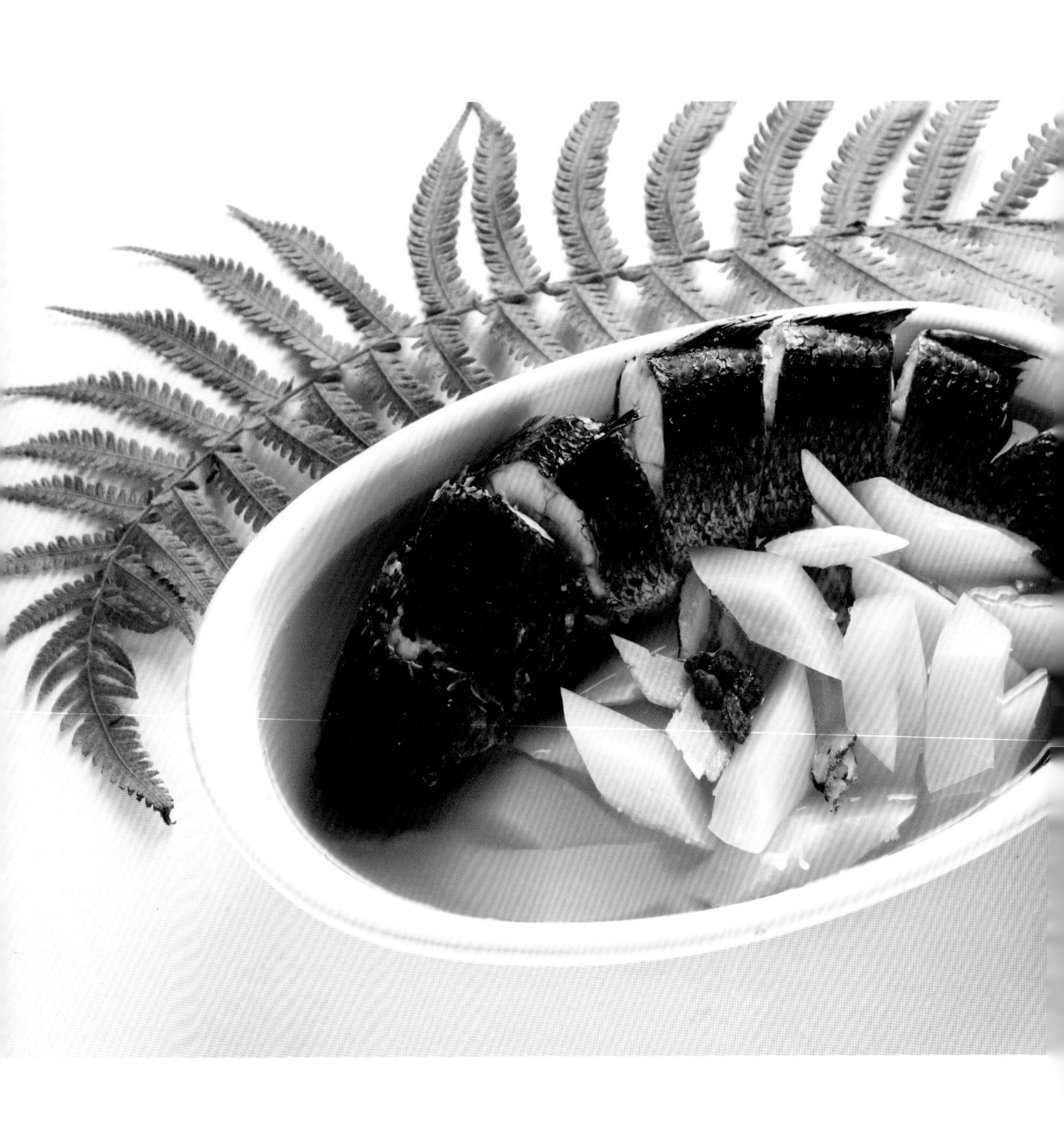

木瓜鱺魚湯

清熱補虛，消食健胃，補脾利水

材　料：

鱺魚 1 條（約 500 公克）、青木瓜 1 顆（約 300 公克）、黃耆 9 公克、枸杞 6 公克、薑 5～6 片、蔥段 1 根

調味料：

鹽適量、冰糖及米酒少許

作　法：

1 鱺魚去鱗及腸子，洗淨後切段；青木瓜洗淨去皮、除籽，切塊備用。

2 炒鍋倒入沙拉油燒熱，放入魚以中小火略煎一下，劏出，用水沖去油分，備用。

3 在砂鍋中放入魚身、青木瓜、黃耆、薑、蔥及適量清水，開大火煮沸後，改小火燉煮 2 小時。起鍋前加入枸杞，並以鹽、冰糖、米酒調味。

養生小辭典

■ 鱺魚 廣東人稱生魚，民間流傳能促進傷口復原，一般多在手術後食用。有補脾利水，養肝益腎，去瘀生新、清熱祛風、補肝益腎、安胎通乳等功效。

■ 木瓜 成熟果實含葡萄糖、果糖、蔗糖、β 胡蘿蔔素、維生素 C、酒石酸、枸櫞酸、蘋果酸等。未成熟的果實有大量番木瓜蛋白酶、脂肪酶。能有效分解蛋白質及脂肪，和胃化濕、潤肺止咳。另有通乳功能，還可幫助罩杯升級。

■ 枸杞 滋補肝腎、明目安神。

■ 黃耆 補氣生血。

■ 金針 利尿、美容、健腦、對於夏季煩熱、失眠等症狀都有食療效果。

番茄豆腐鱸魚丸湯

解暑去熱，提振食慾

材 料：

鱸魚 1 條(約 500 公克製成魚丸)、番茄 2 個、豆腐 1 塊、芹菜 2 根、蔥 1 根

調味料：

太白粉少許、鹽適量；冰糖、香油、白胡椒粉各少許

作 法：

1 番茄洗淨切塊；芹菜、蔥洗淨切段；豆腐切大塊，備用。

2 將鱸魚刮鱗、清除內臟、去骨除刺，取魚肉洗淨，瀝乾後壓泥剁爛，加少許太白粉、鹽、糖、胡椒粉調味拌勻，摔拌至起膠，製成魚漿，備用。

3 熱一大鍋水，將魚漿捏成丸狀下鍋煮熟，撈起備用。（詳細做法圖解請見 142 頁）

4 在鍋中放入番茄、豆腐，加清水至 7 分滿，開大火煮滾後，放入魚丸，續煮 10 分鐘，加鹽和冰糖調味後熄火，上桌前可撒上芹菜、蔥段，滴幾滴香油。

貼心叮嚀

若沒有時間自製鱸魚丸，也可以買現成鱈魚或虱目魚丸替代。

養生小辭典

- 番茄 止渴生津、健胃消食、涼血平肝、清熱解毒、降低血壓。
- 豆腐 美國雜誌稱譽為 21 世紀最佳植物性天然食品。含有豐富蛋白質、卵磷脂，經常食用能降血壓、血脂、血醣、膽固醇及防癌、抗衰老。
- 鱸魚 健脾和胃、補肝強腎，可以改善失眠、腰腿痠軟、四肢乏力，是手術後幫助癒合及產後哺乳補身的最佳食材。
- 芹菜 富含水分和纖維，並含有一種能使脂肪加速分解的化學物質，是減肥最佳食材。

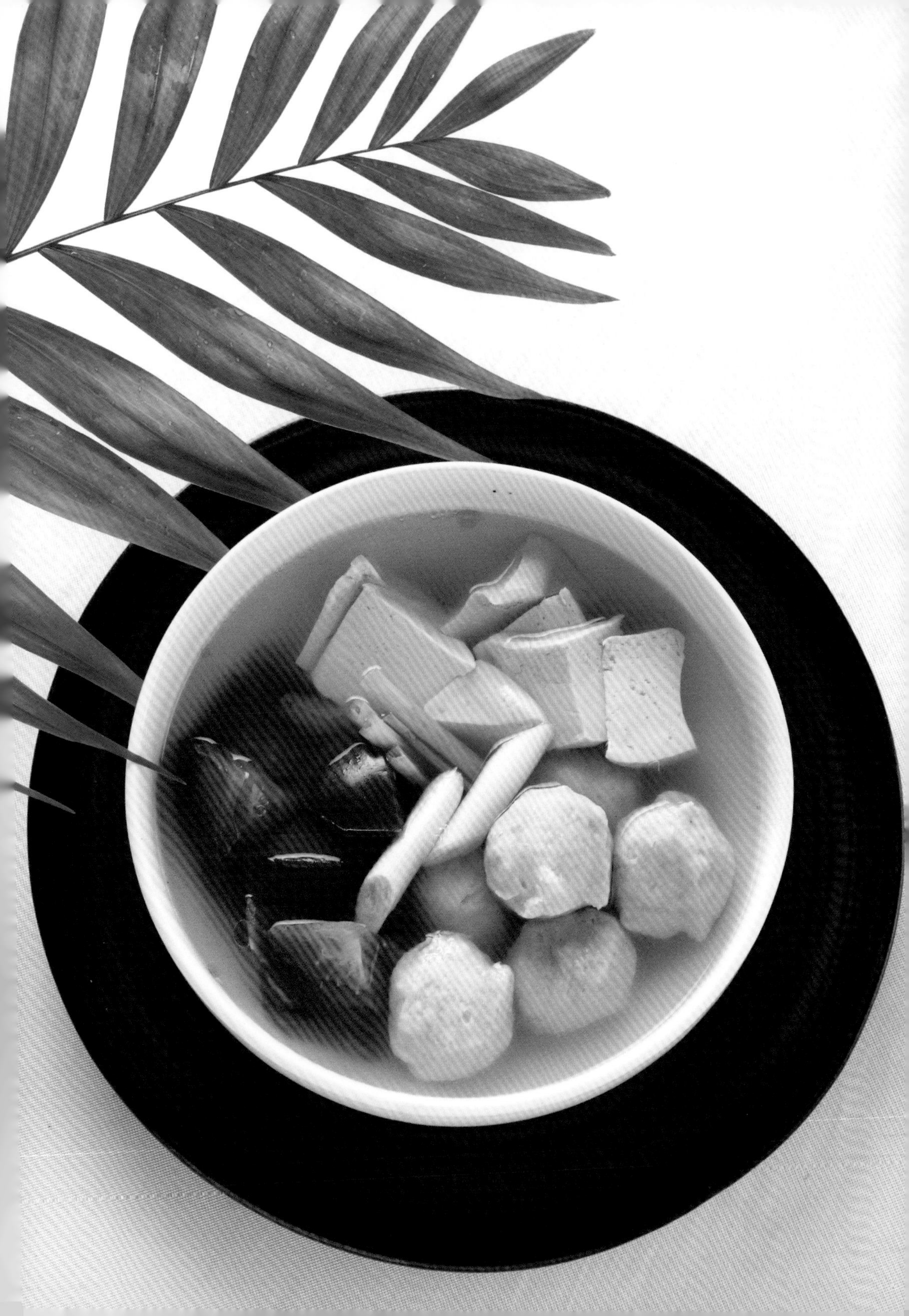

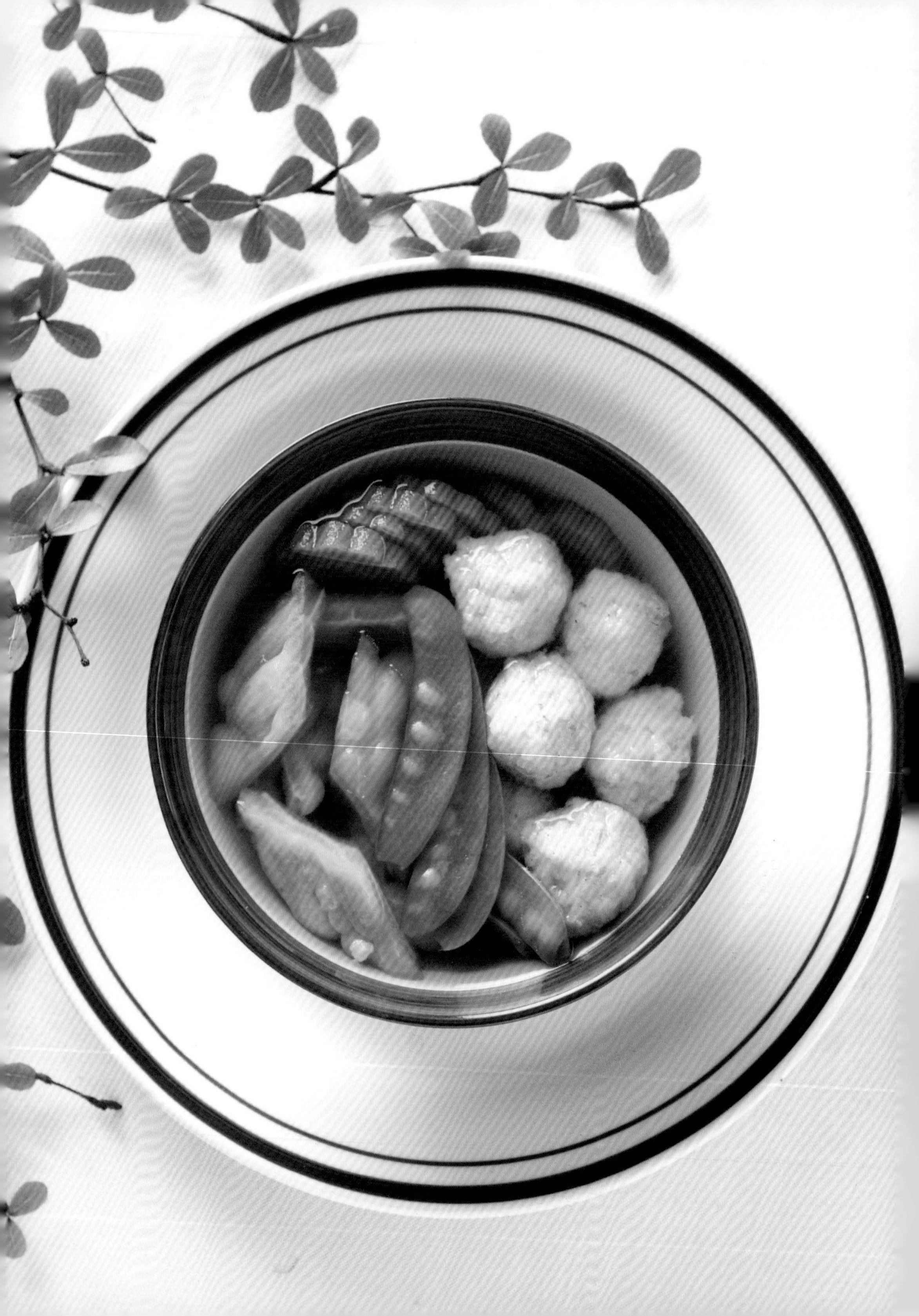

苦瓜蝦丸湯

解熱退火，塑身養顏

材料：

（A）苦瓜 1 條（約 350 公克）、蝦仁 300 公克、
豌豆莢、 胡蘿蔔片各少許、 芹菜段少許、
高湯 1 大碗 (約 1200CC)

（B）細糖 1/ 6 小匙、鹽 1/ 4 小匙、白肉泥（豬肥肉）20 公克、
太白粉 1/2 大匙

調味料：

鹽適量；冰糖、白胡椒粉、米酒、香油各少許

作法：

1 苦瓜對切，用湯匙將籽及瓜囊刮除乾淨，切成大片，放入滾水汆燙 1 分鐘後撈起，備用。

2 蝦剁碎後，加入材料（B）攪拌至起膠；再將蝦泥捏成一個個球形，放入滾水中煮 4～5 分鐘撈出備用。（詳細做法圖解請見 140 頁）

3 鍋中倒入高湯煮滾，放入胡蘿蔔片，待湯水再滾起時加入蝦丸、苦瓜、豌豆莢，煮滾後依個人口味加入調味料拌勻，盛碗。食用前加入芹菜段，滴幾滴香油，撒少許白胡椒粉。

養生小辭典

■ 苦瓜 有植物胰島素之稱，所含成分可以干擾發炎性細胞激素的作用，因此可以降低發炎，苦瓜中發現某些三萜類化合物還有降血糖的功效。

■ 蝦 味道鮮美，有補腎、壯陽、補精、益氣、開胃、通乳的效果。

■ 豌豆莢 富含葉酸、少量礦物質、微量元素。葉酸在體內以輔酶的形態，參與細胞在分裂時的 DNA 合成。因此體內若缺乏葉酸，易造成巨母紅血球貧血、神經管缺陷及嗜中性白血球斷裂。

■ 胡蘿蔔 含大量胡蘿蔔素和木質素，經常服用一定量的胡蘿蔔有助防止肺癌，其中所含的大量果膠，可與汞結合排出人體。

雙瓜竹茹蝦仁湯

補肺降火，養胃生津，適用於脾虛體弱的高血壓患者

材　料：

絲瓜 1 條、冬瓜 300 公克、鮮蝦仁 200 公克、薑 3～4 片、蔥段少許、竹茹 6 公克、 石斛 3 公克、陳皮 1 小塊、茯苓 3 公克、枳實 3 公克

調味料：

鹽適量；冰糖、米酒、香油各少許

作　法：

1 竹茹（先拆開比較容易出味）、石斛、陳皮、茯苓、枳實用紗布袋裝起來備用。

2 絲瓜、冬瓜去皮洗淨切塊備用；蝦仁剔除腸泥，洗淨瀝乾備用。

3 在鍋中倒入約 1500 cc清水，放入冬瓜和竹茹紗布包，先煮 20 分鐘後，撈除紗布包。

4 再放下絲瓜、薑片煮 3 分鐘，再放蝦仁、蔥段煮 2～3 分鐘。加鹽、冰糖調味後熄火，淋點米酒、香油，即可盛碗食用。

養生小辭典

- 絲瓜 又名菜瓜。能清熱解毒、利尿消腫。絲瓜水對人體肌膚有相當強的滲透性，愛美的女性用絲瓜水敷臉，能讓皮膚晶瑩剔透！
- 冬瓜 清熱生津、避暑除煩，可用於暑熱口渴、水腫、腳氣，還能解魚、酒毒。冬瓜皮尤以利尿見長。但冬瓜性寒涼，脾胃虛弱者不宜多食。
- 竹茹 清熱化痰、除煩止嘔、安胎涼血；但脾胃虛寒者忌用。
- 石斛 養胃生津、滋陰清熱。石斛含有多種微量元素，而微量元素正與人體的健康長壽有密切的關係。
- 陳皮 理氣健脾、消痰止咳。平常烹煮湯水加入一小片陳皮，不但氣味甘香又有保健功效。
- 枳實 味苦酸，主治上腹部脹滿疼痛、腳氣水腫、大便乾結等症。但孕婦、氣虛及慢性腸胃炎者慎服。

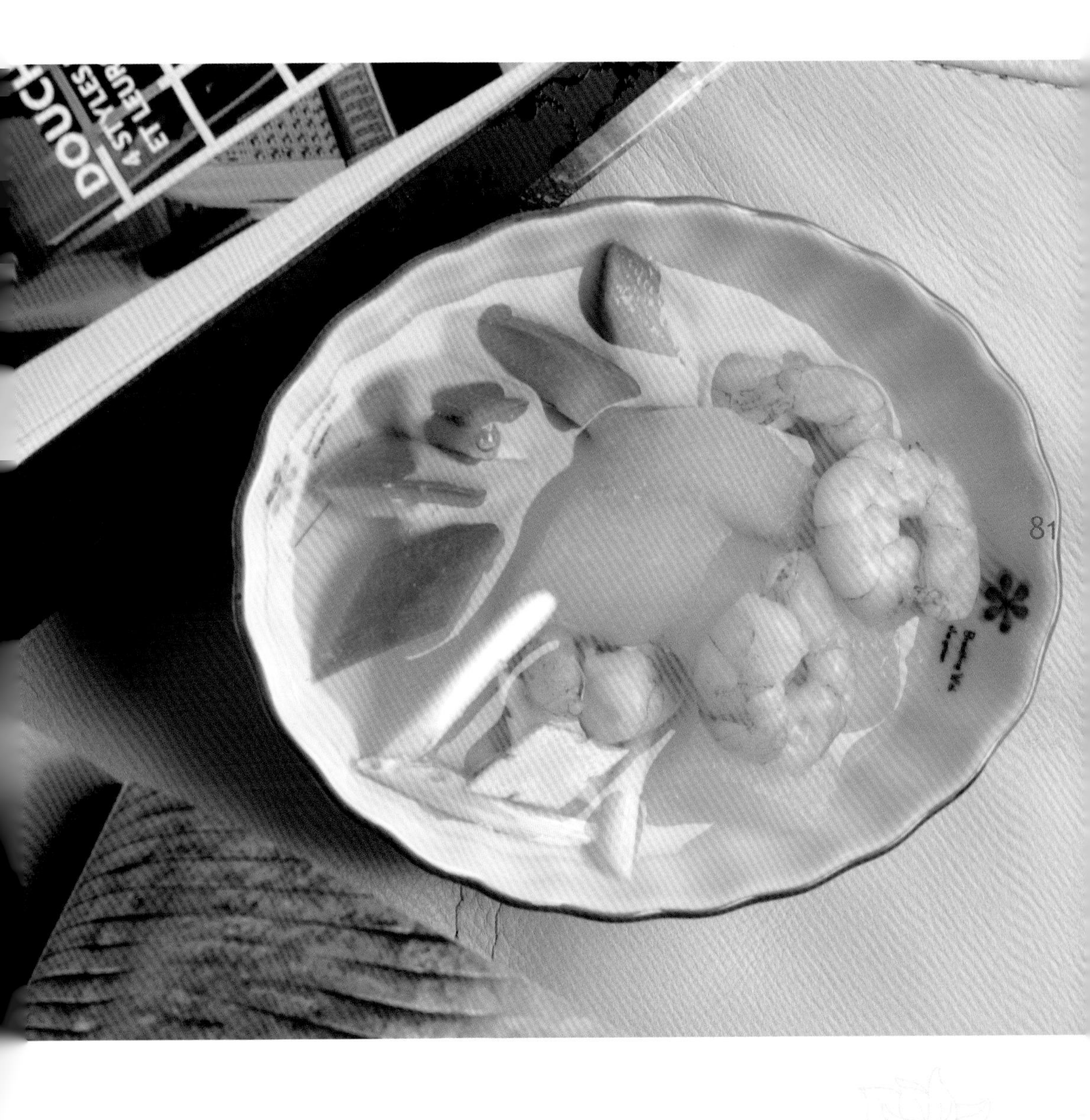

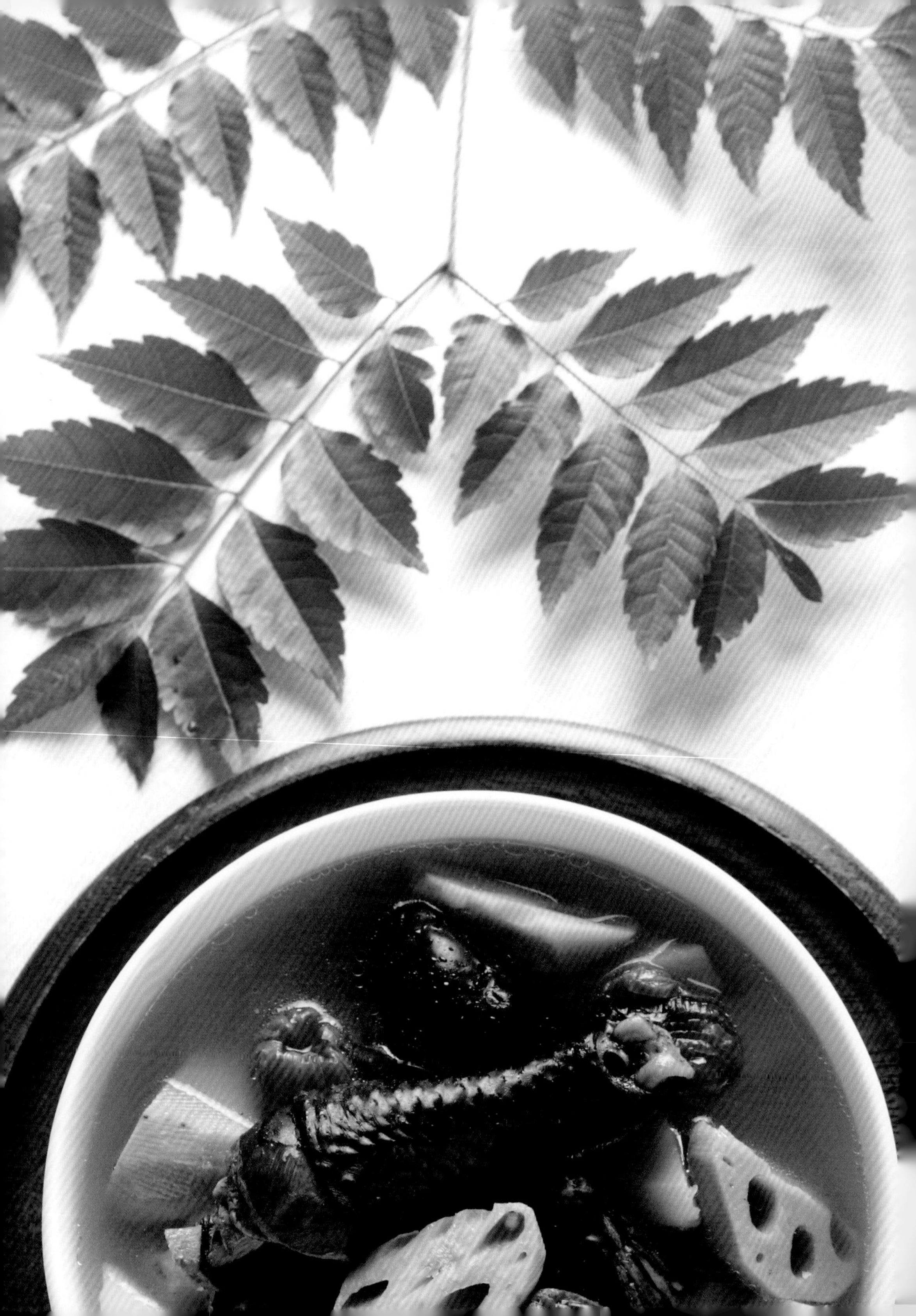

夏日好湯。肉類

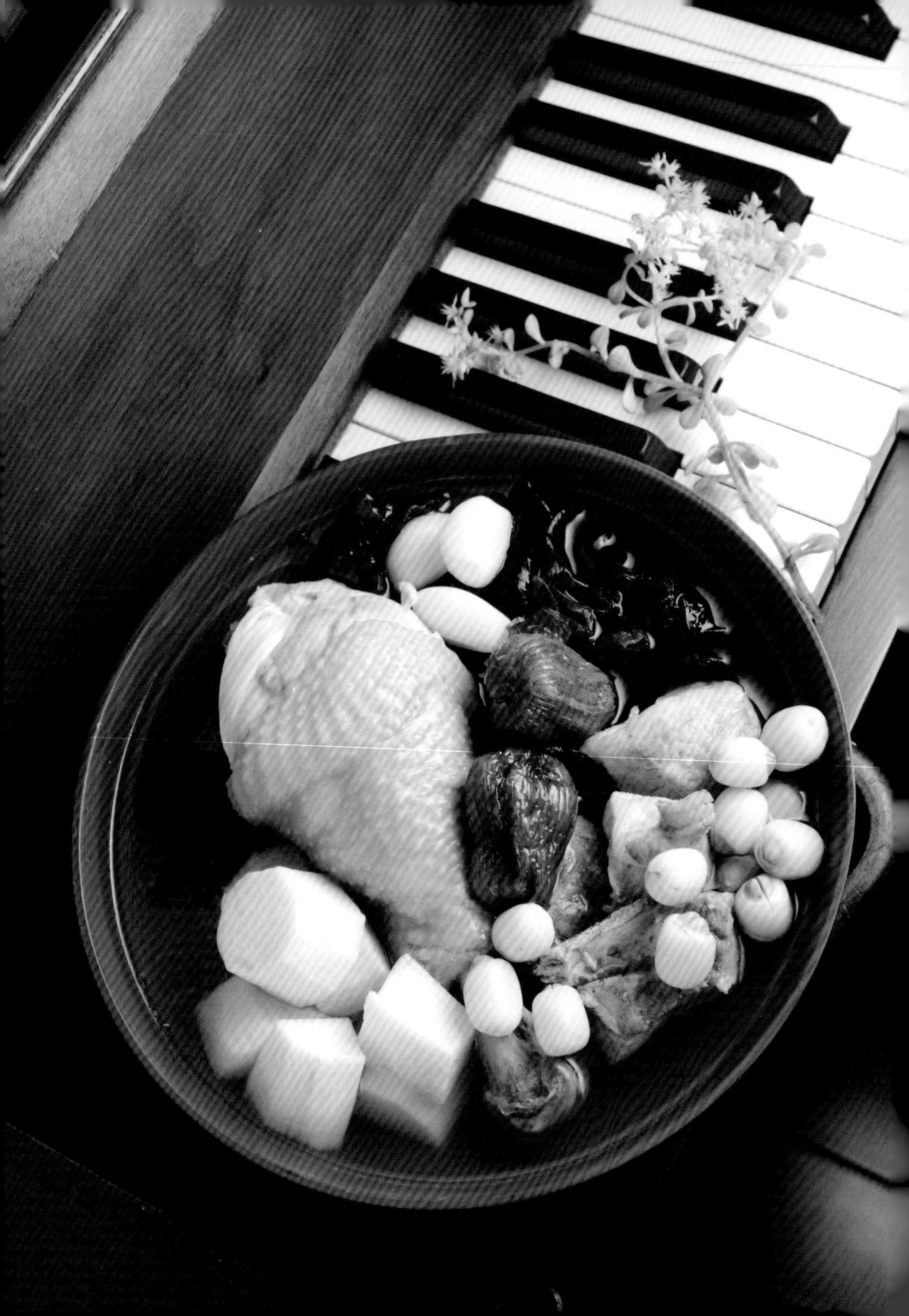

山藥木耳燉雞

清肺涼血、養心安神

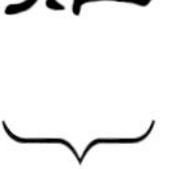

材　料：

木耳 15 公克、鮮山藥 150 公克、鮮蓮子 20 公克、蜜棗 3 個、
豬子排 100 公克、雞腿 1 隻、蒜頭 4～5 顆

調味料：

鹽適量、冰糖少許、米酒少許

作　法：

1 木耳洗淨後浸泡到軟，撕成小塊；蓮子、蜜棗洗淨；山藥去皮、切塊，泡在水中防止變黑。

2 雞腿和子排分別洗淨剁塊，汆燙後沖去浮沫，備用。

3 在鍋中放入雞塊、子排、木耳、蜜棗、蒜頭及適量清水，先以大火燒開，再改小火燉煮約 50 分鐘。

4 接著放入鮮山藥、蓮子，續煮 10 分鐘左右熄火，加適量鹽、冰糖和米酒調味

養生小辭典

- 木耳 黑木耳的蛋白質比米麵高，維生素 B2 含量是米、麵的 10 倍，比豬、牛、羊肉都高；鐵和鈣的含量也比肉類豐富，具有涼血止血、清肺益氣、消痔通便等功效。還能降低血液黏稠度，預防血栓。
- 山藥 含有蛋白質胺基酸、粘質多醣體，能增強免疫功能，是養脾第一品。
- 蓮子 健脾固腎、安神固精、清心養神。
- 蜜棗 補益脾胃，滋陰養血，養心安神。能提高人體免疫力及防治骨質疏鬆，對高血壓也有預防功效。但脾胃虛寒、便秘及糖尿病患者不可多食。
- 子排 富含蛋白質、脂肪、維生素，含有大量磷酸鈣、骨膠原、骨粘蛋白等，能滋陰潤燥、益精補血。
- 雞腿 溫中益氣、補精填髓、益五臟、補虛損。

芡實冬瓜燉雞湯

清熱生津、健脾養顏、潤肺益腎

材　料：

芡實 15 公克、冬瓜 300 公克、土雞肉 500 公克、無花果 5 粒、薑片 3～4 片

調味料：

鹽適量、冰糖少許、米酒少許

作　法：

1 芡實洗淨，泡水 2 小時後瀝乾；冬瓜洗淨去皮，切小塊；無花果洗淨備用。

2 土雞肉剁小塊，放入滾水中汆燙，洗去浮沫備用。

3 在鍋中放入雞塊、芡實、冬瓜、無花果及薑片，先用大火煮沸，轉中小火燉煮約 60 分鐘左右，加入鹽、冰糖調味，熄火後淋點米酒提香。

養生小辭典

- 芡實 含多量澱粉、少量蛋白質、及微量鈣、磷、鐵、核黃素、維生素 C。具有益腎澀精，補脾止瀉功能。
- 冬瓜 性寒味甘，能清熱生津、祛暑除煩，在夏日服食尤為適宜。
- 雞肉 脂肪含量低，且多為不飽和脂肪酸，是兒童、中老年人、心血管疾病患者、病中病後虛弱者理想的補益食品。
- 無花果 滋陰健脾、益胃潤腸、清熱解毒、消腫止血。可以修復腸胃，對便秘、腹瀉均有療效。

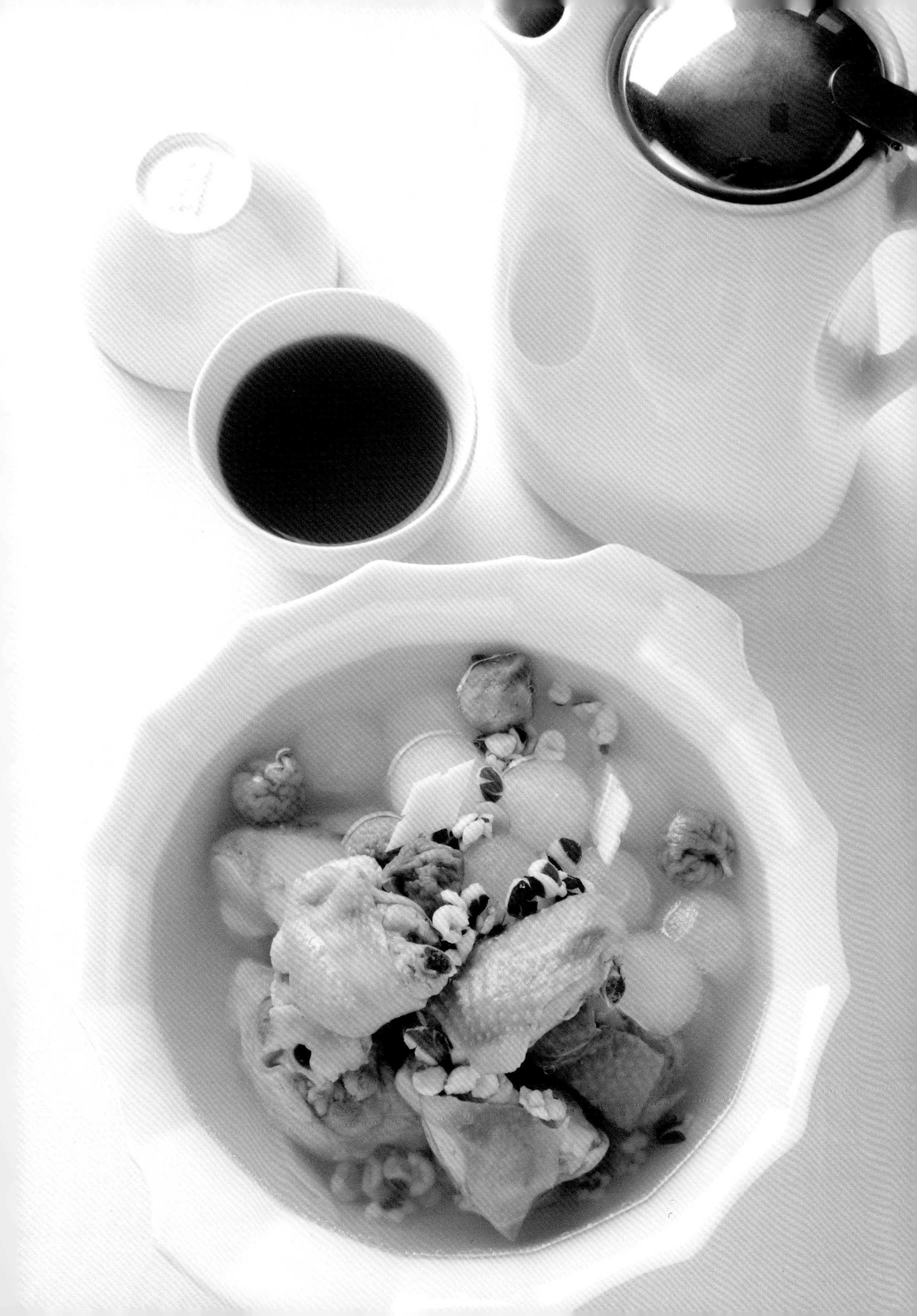

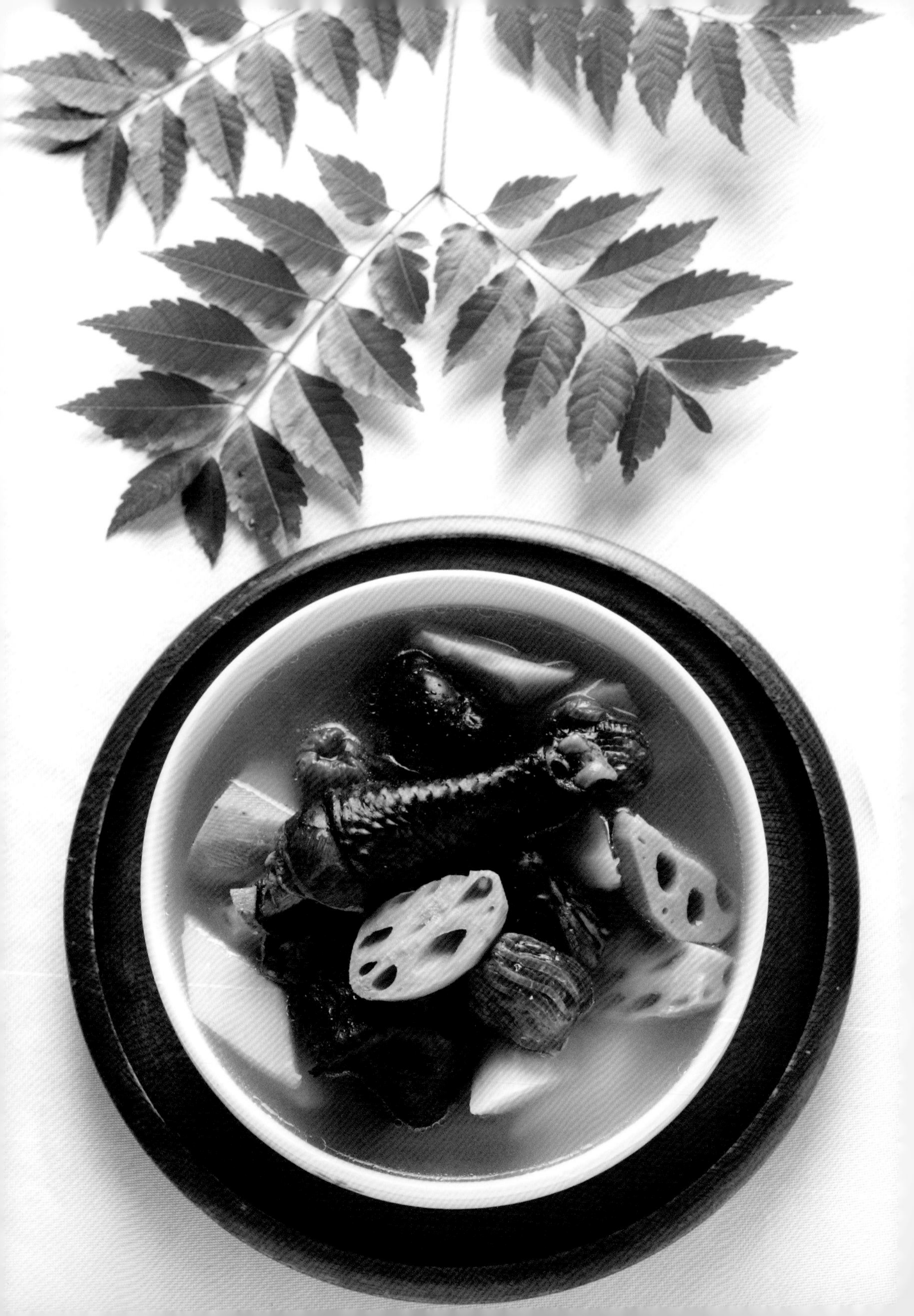

荷藕烏雞湯

清熱解煩，健脾開胃，補虛抗衰老，調和免疫力

材　料：

烏骨雞 1/2 隻、豬腱子肉 2 個、蓮藕 250 公克、鮮山藥 250 公克、西洋蔘 5～6 片、荷葉 1/4 張、蜜棗 6～8 個、生薑 2 片

調味料：鹽、冰糖、米酒、香油各少許

作　法：

1 荷葉浸泡刷洗乾淨，備用。

2 雞洗淨去爪，剁塊後汆燙洗淨；腱子肉洗淨入鍋汆燙，沖淨浮沫後備用。

3 將雞肉、腱子肉和蜜棗、蓮藕、荷葉、生薑一起放入燉鍋內，加清水至約 8 分滿，蓋過食材。先開大火煮滾再改用小火燉煮約 90 分鐘，撈棄荷葉。加入西洋蔘再煮 10 分鐘，至肉熟爛。

4 腱子肉撈起切片，再放回雞湯內。

5 撈除湯汁表面浮沫，加冰糖、鹽調味，再加點米酒、香油即成。

養生小辭典

- 蓮藕 鮮藕能清熱除煩、解渴止嘔，又能健脾開胃，益血補心，有消食、止洩、生肌的功效。

- 山藥 山藥內含粘液質、澱粉酶、膽鹼、蛋白質、脂肪、維生素、醣類和礦物質等多種成分，自古以來就是養生妙品。山藥中的澱粉酶又稱消化酶，能分解蛋白質和碳水化合物，故有滋補之效。

- 西洋蔘 又名粉光蔘。人蔘提氣助火，西洋蔘則滋陰降火。是夏季補益的首選，能益肺陰、清虛火，生津止渴。

- 蜜棗 生津益胃、養顏美容，可治便祕、利尿。

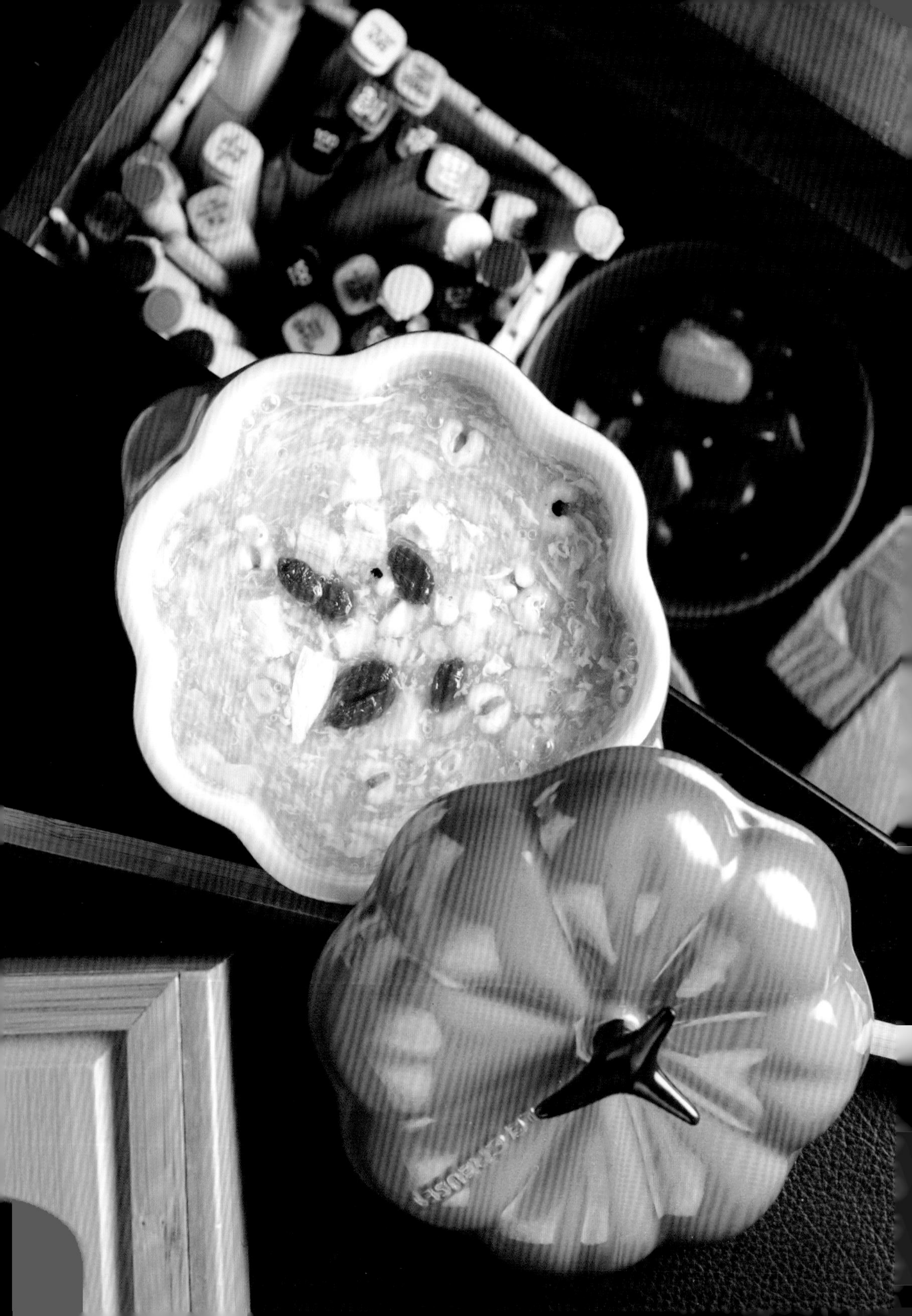

〔玉米薏仁雞粒羹〕

清熱解暑，去濕利尿，預防中暑

材　料：

玉米 2 根 (或罐頭玉米 300 公克)、薏仁 50 公克、雞胸 1/2 付、玉米鬚 1 團、蛋 1 顆、枸杞 12 公克、高湯 1000 cc .

調味料：

鹽適量、冰糖少許、太白粉水適量

作　法：

1 薏仁洗淨瀝乾後，浸泡在溫水中 2 小時以上，將其泡透備用。枸杞洗淨瀝乾，備用。

2 玉米剝皮去鬚（鬚留用），用刀削下玉米粒，備用。雞胸洗淨切小粒狀，備用。

3 玉米鬚放入濾紙袋中，連同薏仁放入高湯烹煮，到薏仁軟爛，撈棄玉米鬚袋。

4 加入雞肉，並酌加適量清水，煮至雞肉熟後加入鹽、冰糖調味，再以太白粉水勾芡。

5 將蛋白與蛋黃分開，拌勻再分別慢慢倒入湯中，用湯勺拌攪成雲絲狀，平均分布在羹湯上，起鍋前撒下枸杞，一滾即可熄火。

養生小辭典

- 玉米 含有類黃酮、硒和鎂，能明目、防癌。玉米中的谷胱甘肽，與硒能生成谷胱甘肽氧化酶，具有恢復青春、延緩衰老的功能。玉米鬚能清濕解熱、利尿消腫，起鍋前撒下枸杞，一滾即可熄火。

- 薏仁 含有相當多蛋白質與油脂、維生素 B1、B2，以及鈣、鐵、磷等礦物質。能分解酵素，軟化皮膚角質，使皮膚光滑，減少皺紋，消除色素斑點。薏仁還能促進新陳代謝，有利尿、消腫作用，能達到減肥功效；但須特別注意薏仁有使身體冷虛的作用，懷孕及月經期婦女應避吃。

- 雞胸肉 脂肪含量少，營養價值卻很豐富，是身體虛弱者的理想補益食品。

山楂豬腱烏雞湯

補肺降火，養胃生津，適用於脾虛體弱的高血壓患者

材　料：

烏骨雞 600 公克、豬小腱子 3 個、山楂 12 公克、花生 80 公克、薑 3～4 片

調味料：

鹽適量、糖少許、米酒少許

作　法：

1 花生洗淨用清水泡 3 小時，備用。

2 雞洗淨，切塊備用；豬小腱子汆燙後撈起，洗淨瀝乾備用；山楂洗淨瀝乾，用紗布袋裝起，備用。

3 鍋中倒入約 1800 cc高湯，開大火煮到滾沸，放入雞塊、豬小腱子、花生、山楂、薑片，待湯水再滾開時，轉小火燉約 60 分鐘，至肉質軟爛，撈除山楂即可食用。

貼心叮嚀

花生浸泡中間要換水，但如果放入冰箱冷藏就可以不用換水。

養生小辭典

■ 烏骨雞 雞肉脂肪含量低，烏骨雞的營養分子又是所有雞種中最小的，很容易被人體吸收。是病中病後或體虛者的理想補品。

■ 豬小腱 滋陰潤燥、營養補虛。豬小腱子油脂少、肉質紮實，嚼勁和口感不錯。

■ 山楂 可以促進脂肪分解，幫助消化。還有抑菌、降血脂、強心、收縮子宮等作用。

■ 花生 營養價值可與雞蛋、牛奶、肉類媲美，和黃豆一樣被譽為植物肉。含有大量蛋白質和脂肪，不飽和脂肪酸含量很高，滋養補益，有助於延年益壽，又稱長生果。

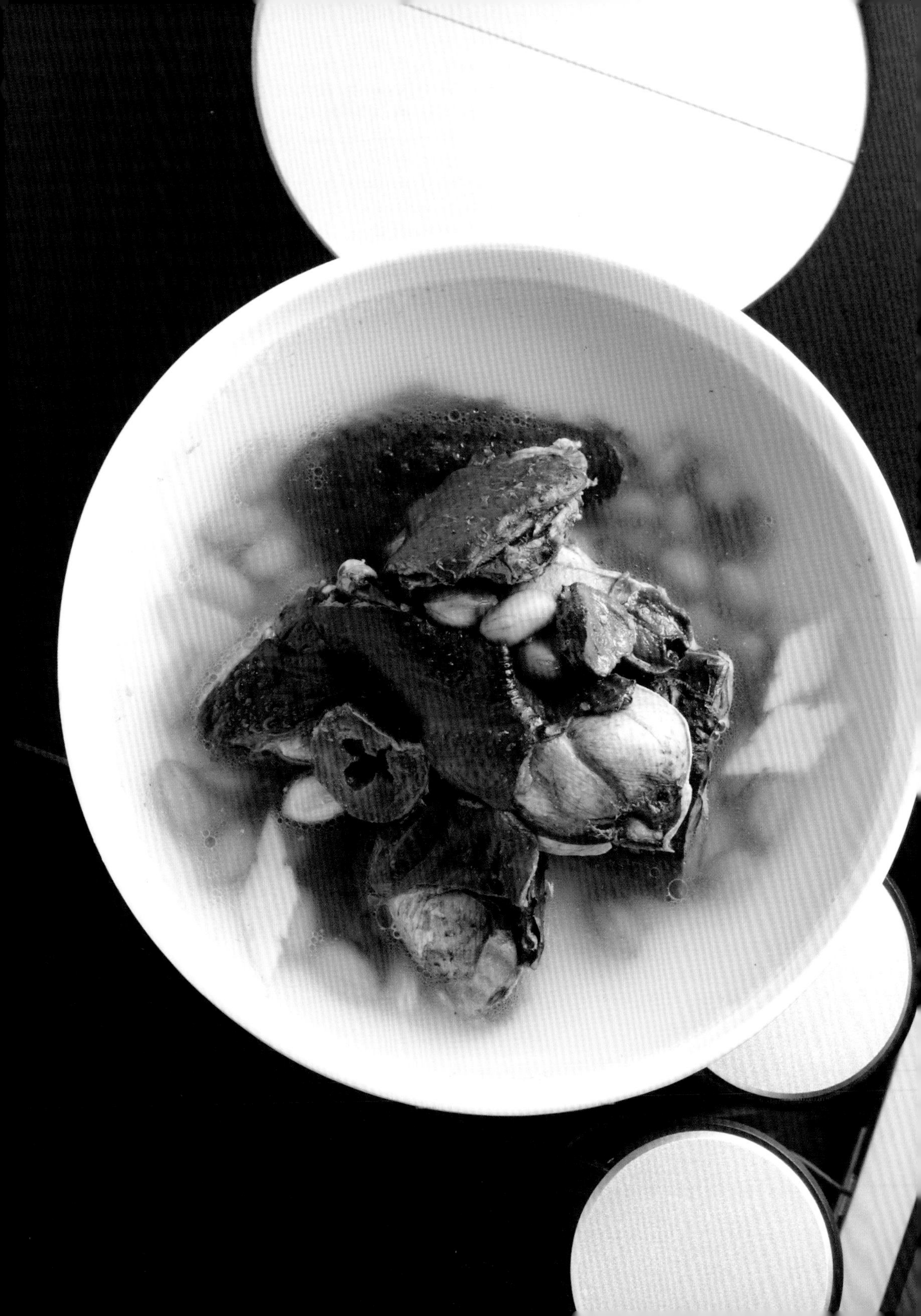

涼瓜蘋果豬腱湯

消暑解熱，排毒養顏，降血糖

材　料：

苦瓜 1 條、蘋果 2 顆、豬小腱子 3 個、黃耆 6 公克、蜜棗 3 粒、無花果 5 顆

調味料：

鹽適量

作　法：

1 苦瓜對半切開，用湯匙將籽及瓜囊刮除乾淨，切塊；蘋果去心，切塊備用。

2 豬小腱洗淨，以滾水汆燙 1 分鐘後，撈起以清水沖淨，切片備用。

3 鍋中倒入 2000cc 清水，將所有材料放入，大火煮滾後，再轉小火煲 40 分鐘。依個人口味加入適量鹽調味。

養生小辭典

- 苦瓜　有植物胰島素之稱，科學家在苦瓜中發現某些三萜類化合物，可協助降血糖，此外苦瓜中還有些成分，可干擾發炎性細胞激素的作用，降低發炎程度，這可能跟苦瓜的退火功能有關。
- 蘋果　含蘋果酸、酒石酸、果膠、膳食纖維與維他命 B1 、B2 、C、B5、β 胡蘿蔔素及鈣、鉀、鐵、鋅等微量元素，具有抗癌、防中風、排毒養顏、預防便秘、骨質疏鬆症等功效。
- 豬小腱　滋陰潤燥、營養補虛。
- 黃耆　古代藥理說黃耆能「補氣升陽、利水消腫」。現代藥理研究黃耆有強心作用，能增強心臟的收縮，也可利尿及降血壓。此外，黃耆有止汗功能，能抑制發汗過多。
- 蜜棗　補益脾胃、滋陰養血、養心安神。是病後及體虛者很好的滋補食品。對防治骨質疏鬆、貧血及高血壓也有幫助。
- 無花果　含豐富葡萄糖和果糖，具有滋陰健脾、益胃潤腸、清熱解毒和消腫止血的功效。可修復腸胃，對便秘、腹瀉均有療效。

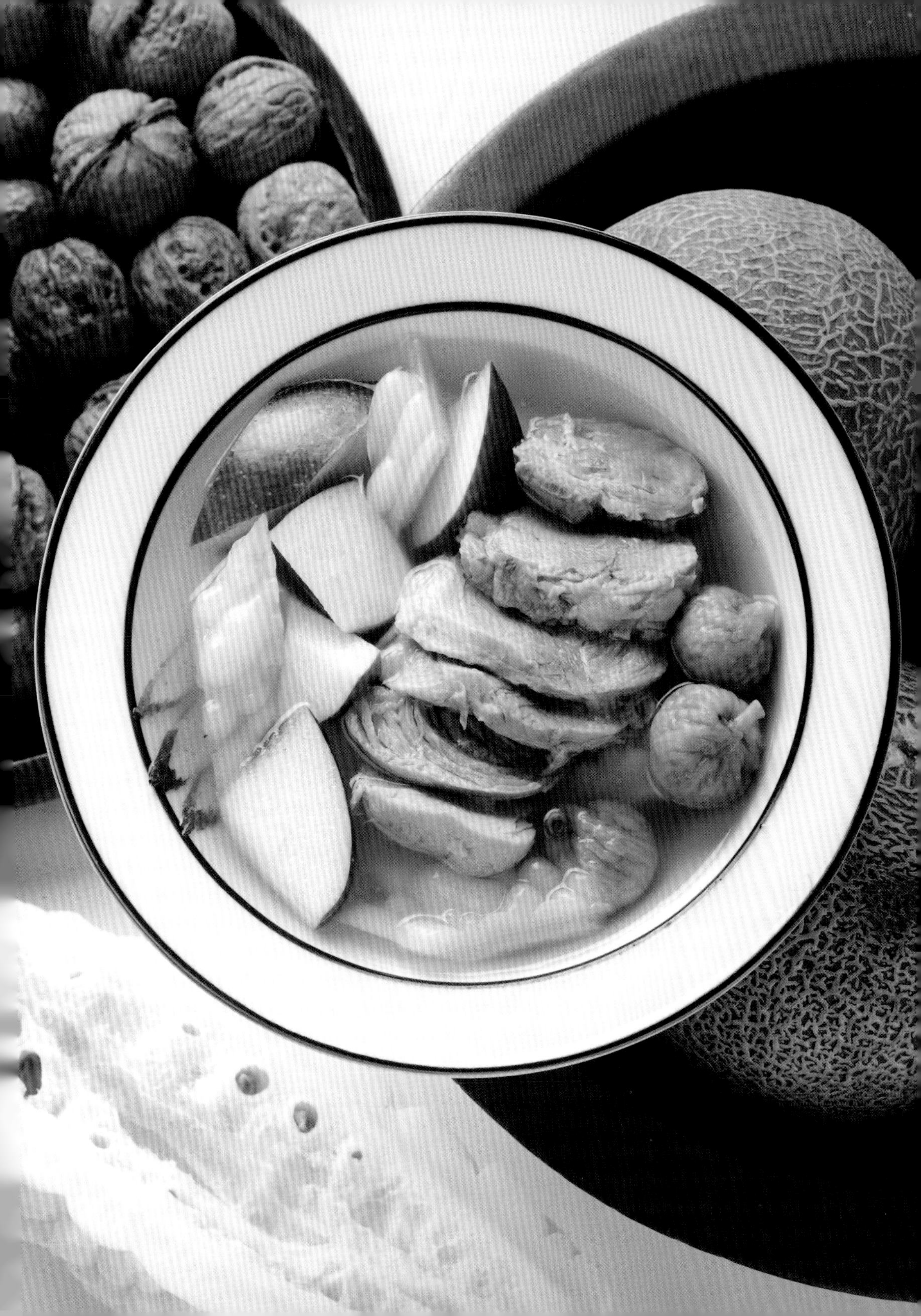

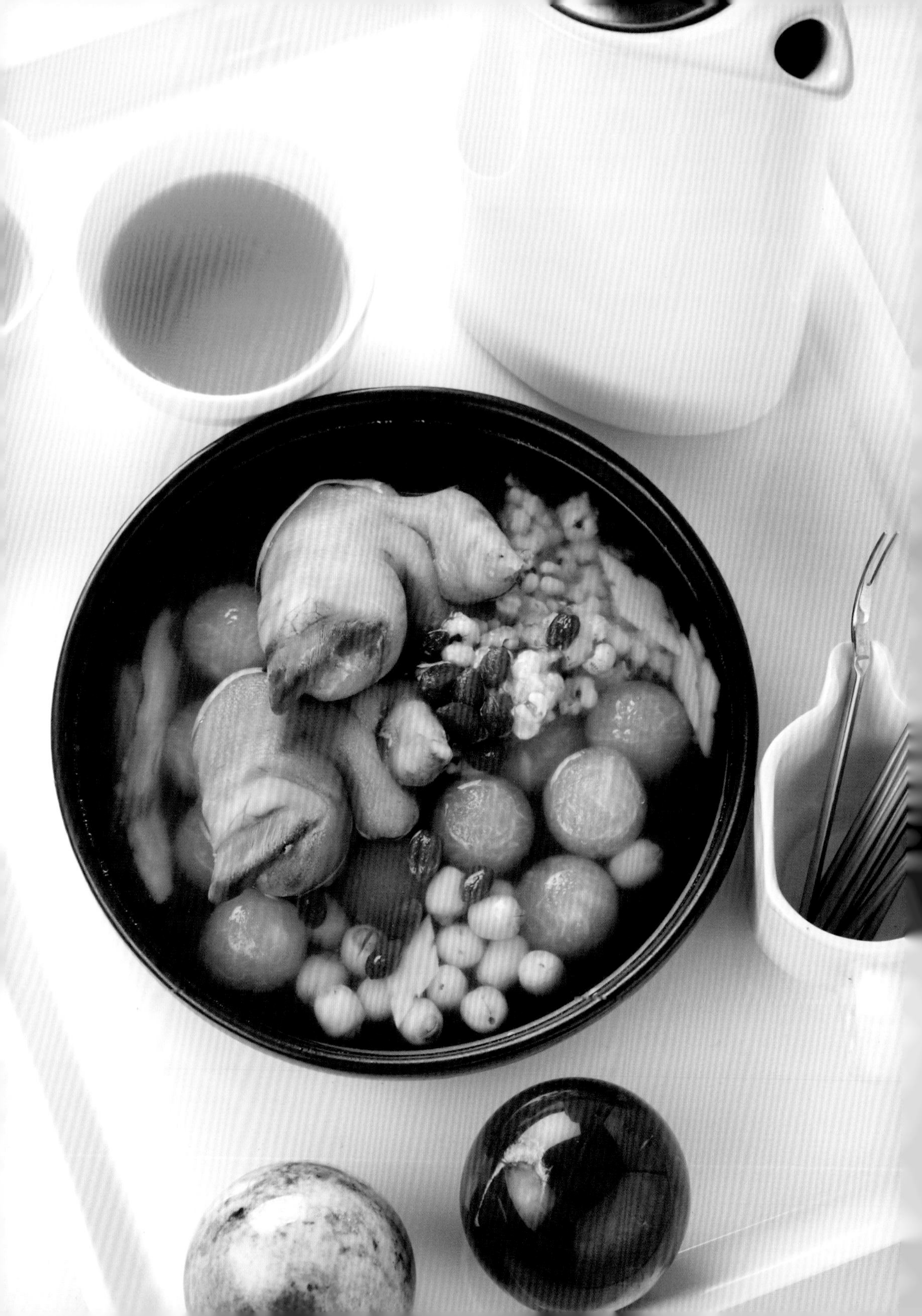

白瓜蓮子煲豬手

消暑除煩，平肝降壓、降脂輕身

材　料：

豬前蹄 300 公克、冬瓜 150 公克、鮮蓮子 30 公克、荷葉 6 公克、薏仁 15 公克、枸杞 10 公克、薑 5～6 片

調味料：

鹽適量、冰糖少許

作　法：

1 豬蹄處理乾淨後剁大塊，下鍋汆燙，撈起後用清水沖乾淨備用。

2 冬瓜去皮、籽，洗淨後切塊；瓜皮、籽跟荷葉用紗布袋裝起來；蓮子洗淨；薏仁用溫水泡透，備用；枸杞洗淨。

3 在砂鍋或瓦鍋中放入豬蹄、冬瓜、荷葉、薏仁、薑，倒入適量清水，開大火將水煮開後，改小火燉約 60 分鐘，可以試試豬蹄是否已符合個人口感來增減燉煮時間。

4 最後放下蓮子煮 3～5 分鐘，撈棄荷葉袋，撒下枸杞，再加鹽、冰糖調味即可食用

養生小辭典

- 豬蹄 含大量膠原蛋白可以延緩皮膚衰老。蛋白質含量很高，有補血、潤滑肌膚、強健腰腿的功效。
- 冬瓜 性寒味甘，清熱生津，消暑除煩，特別適合夏季食用。
- 蓮子 具清血、散瘀、益胃、安神等功用，無論蓮子、蓮心都是良好的中藥，保留蓮心苦味重，但清熱消暑效果更佳。
- 荷葉 味道清香，可以理脾活血、祛暑解熱、降脂輕身，適合脾虛溼熱型的肥胖人食用。
- 薏仁 長期食用可使皮膚光滑，改善青春痘，淡化斑點及滋潤肌膚。另外，薏仁也有利尿、消腫作用，但經期及孕中婦女不宜食用。
- 枸杞 滋補肝腎、明目安神、益面色、長肌肉、堅筋骨。

綠豆麥冬燉豬尾

清熱消暑，養胃生津，養顏美容

材　料：

豬尾 300 公克、胡蘿蔔 150 公克、綠豆 30 公克、麥冬 12 公克、薑 4～5 片

調味料：

鹽適量、冰糖少許

作　法：

1 豬尾處理乾淨，切塊洗淨，放入鍋中汆燙，撈起後再沖清水洗淨備用。

2 胡蘿蔔洗淨去皮、切塊；綠豆洗淨用溫水泡透；麥冬洗淨，備用。

3 在砂鍋或瓦鍋中放入豬尾、胡蘿蔔、綠豆、麥冬、薑片，加入適量清水，以大火煮至水滾，改用小火煲約 90 分鐘，到豬尾軟透，可依個人口感來增減燉煮時間。起鍋前加鹽及少許冰糖調味。

養生小辭典

- 豬尾 除了豐富的蛋白質，還含有多量膠質，能健腰脊，促進胸部發育和美膚功效。

- 胡蘿蔔 含豐富的 β 胡蘿蔔素，可以在體內轉換成維生素 A，強健視力及保護皮膜健康，也有抗氧化功能，清除人體內的自由基，進而防癌抗衰老。

- 綠豆 綠豆湯是家常夏季飲料，有清熱、解暑、利尿功效，其中清熱之功在皮，解毒之效在肉。

- 麥冬 含多量黏液質、葡萄糖，有抗菌作用，對肝膽有補益效果。經常用於口乾舌苦，大便秘結等症狀，還可幫助 B 型肝炎患者保護肝細胞。

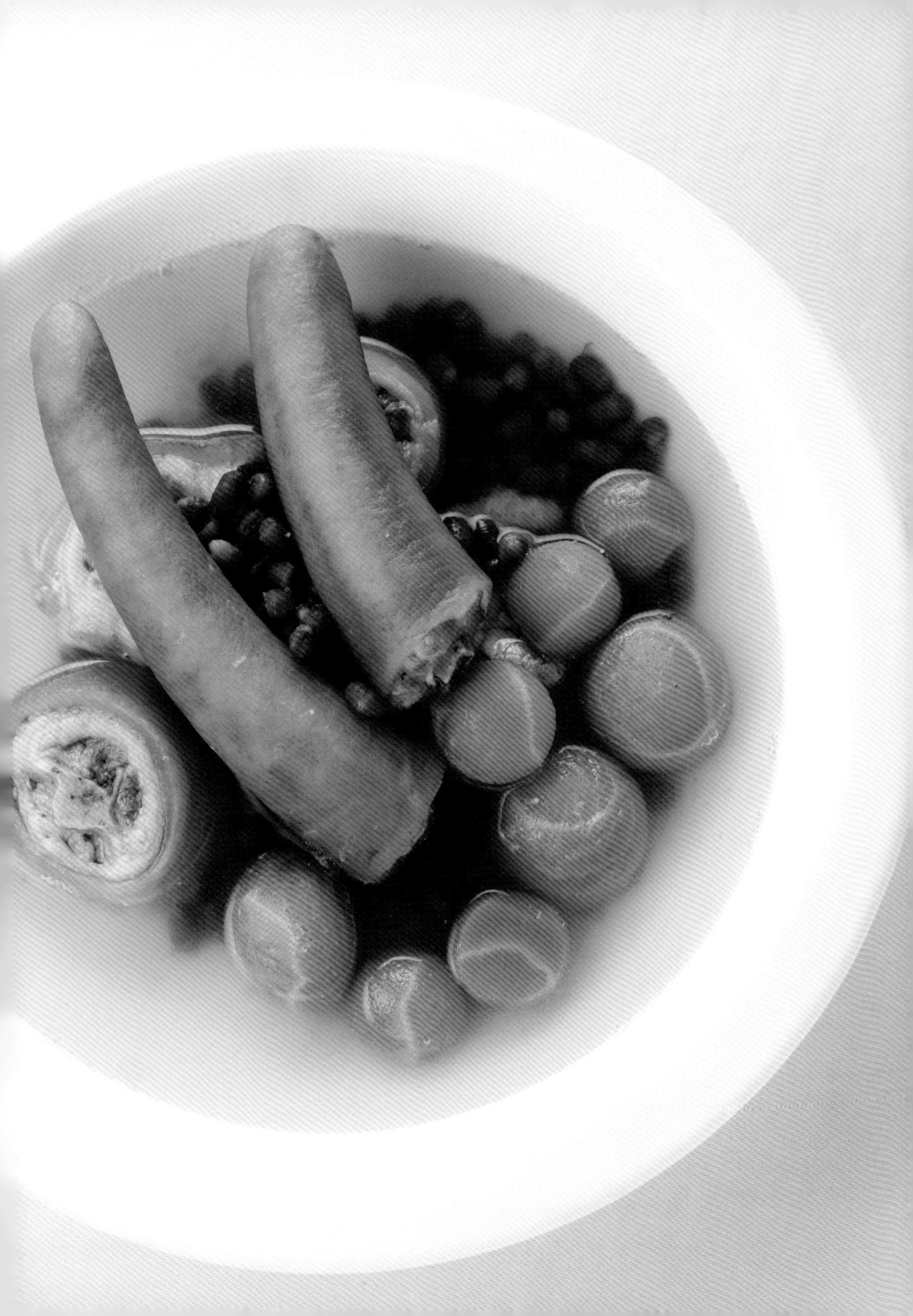

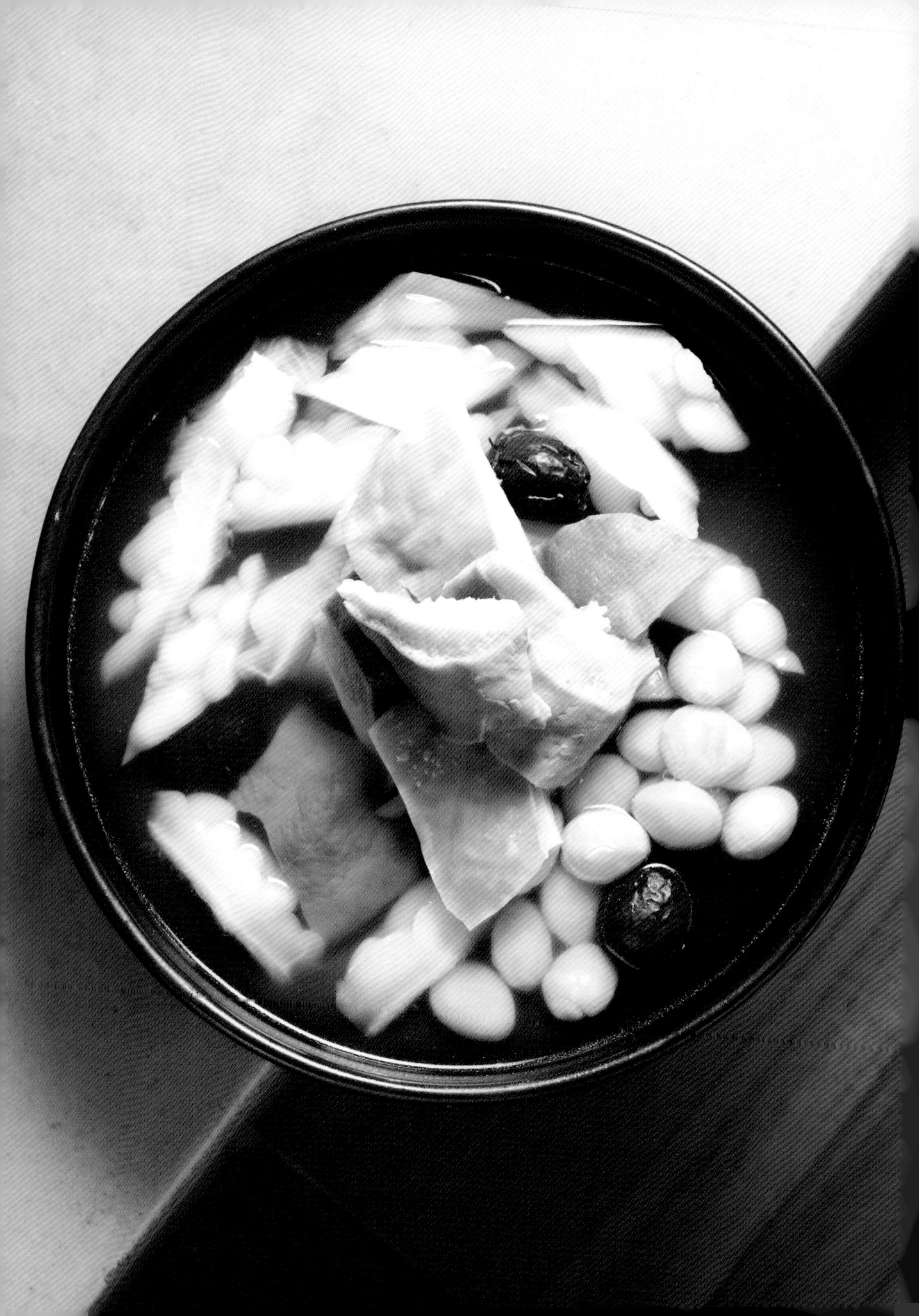

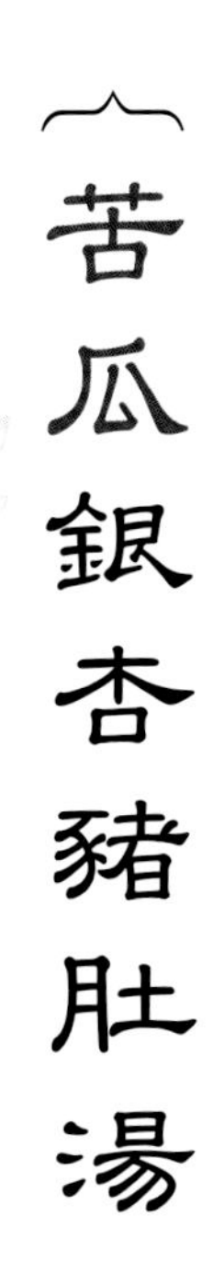

苦瓜銀杏豬肚湯

清暑滌熱，明目解毒，止渴消積

材料：

豬肚1個、白果20粒、苦瓜1條、紅棗10顆、薑5~6片

調味料：

鹽適量、冰糖少許、米酒少許

作法：

1. 白果洗淨放入鍋中，用糖水以小火煮40分鐘，去除苦味備用。
2. 豬肚處理乾淨後，下鍋汆燙撈起，用清水沖淨後，切塊備用。
3. 苦瓜去籽洗淨後切塊；紅棗洗淨後瀝乾備用。
4. 在燉鍋中放入豬肚、白果、苦瓜、紅棗、薑片，加鹽、冰糖、米酒及適量清水，用保潔膜封住鍋口，放入電鍋燉煮90分鐘即可食用。

養生小辭典

- 豬肚 補中益氣、止渴消積、益脾胃、助消化。主治脾虛、胃寒痛、胃下垂、小便頻數、消瘦乏力。
- 白果 銀杏的果實，含白果醇、白果酸，能殺菌，白果酸有溶血作用，少量使用可預防血栓，但不宜過量。經常少量食用白果，可預防高血壓、防衰老。
- 苦瓜 清暑滌熱、明目解毒，對夏季中暑有很好的療效。
- 紅棗 益氣補血，健脾和胃，經常食用可使氣血調和。

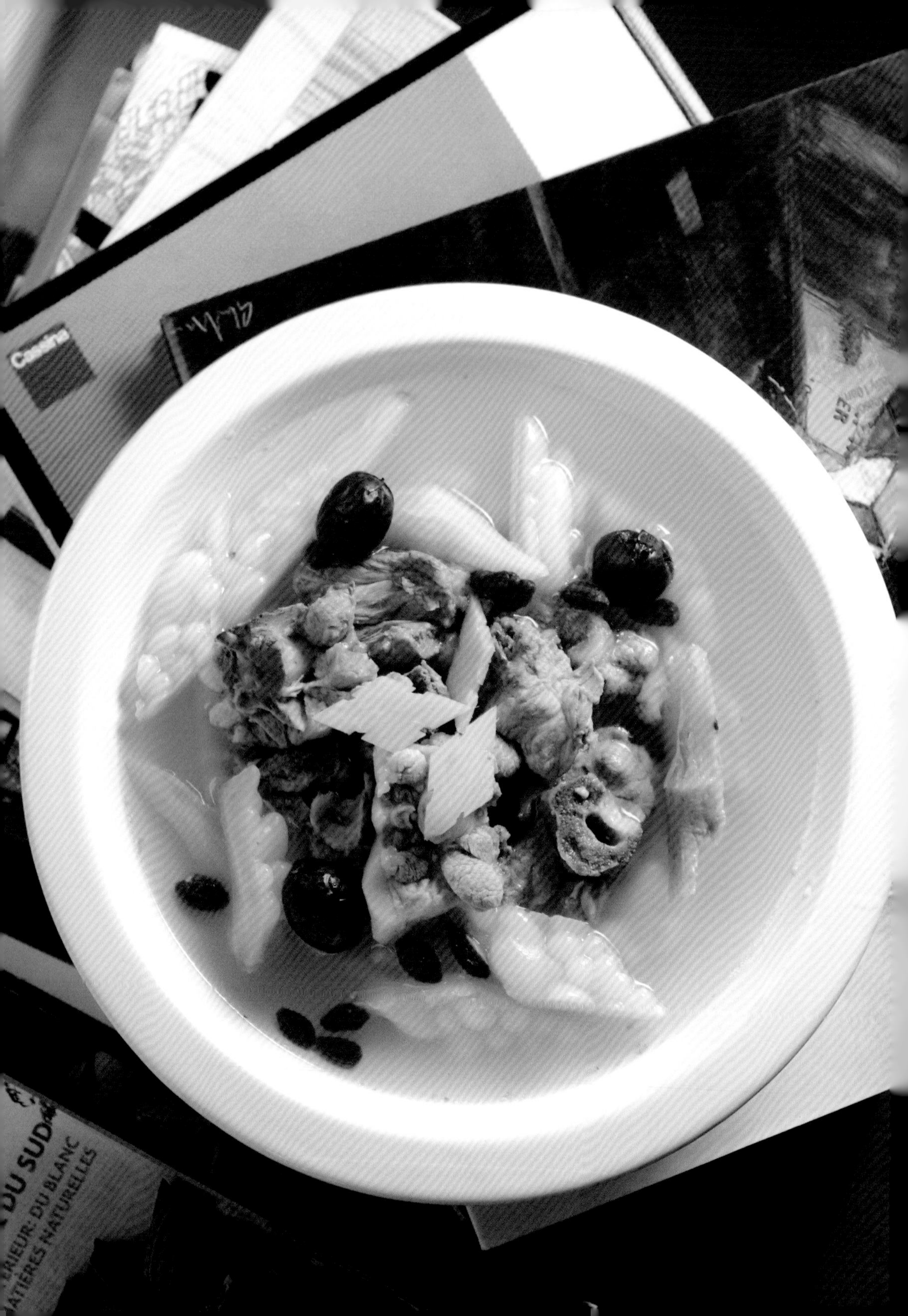
Cassina
DU SUD
DU BLANC
NATURELLES

黨蔘涼瓜燉脊骨

清熱解暑，養顏美白，益氣補血，健脾和胃

材　料：

尾冬骨塊 300 公克、苦瓜 1 條、黨蔘 9 公克、玉竹 3 公克、紅棗 15 顆、枸杞 6 公克、薑 3～4 片

調味料：

鹽適量、冰糖少許

作　法：

1 黨蔘、玉竹放在濾紙袋內；紅棗洗淨，用剪刀剪兩刀；枸杞洗淨瀝乾，備用。

2 苦瓜洗淨，去籽切塊；尾冬骨塊汆燙後撈起，用清水沖洗乾淨，備用。

3 在砂鍋中放入尾冬骨、苦瓜、黨蔘、玉竹、紅棗、薑片及適量清水。先用大火煮沸，再轉小火煲 90 分鐘。

4 撈除藥材包，放入枸杞，並加鹽、冰糖調味。

養生小辭典

■ 尾冬骨 又名脊骨，除蛋白質、脂肪外，還有大量磷酸鈣、骨膠原、骨粘蛋白等，可強筋骨、壯腰膝，能有效補充鈣質。

■ 苦瓜 又稱涼瓜。性寒味苦。能清暑滌熱、明目解毒。

■ 黨蔘 經常適當服用黨蔘，能提神益智、減輕疲勞、改善消化吸收、加強新陳代謝與脂肪代謝。

■ 玉竹 滋陰生津、潤肺養胃，也是很好的養顏食療，久服有助去除臉上黑斑。

■ 紅棗 性質平和甘潤，經常食用，可使氣血調和。

■ 枸杞 現代醫學研究報導枸杞有助降血糖及膽固醇，促進造血功能及免疫力，能保肝、增強抗病能力。

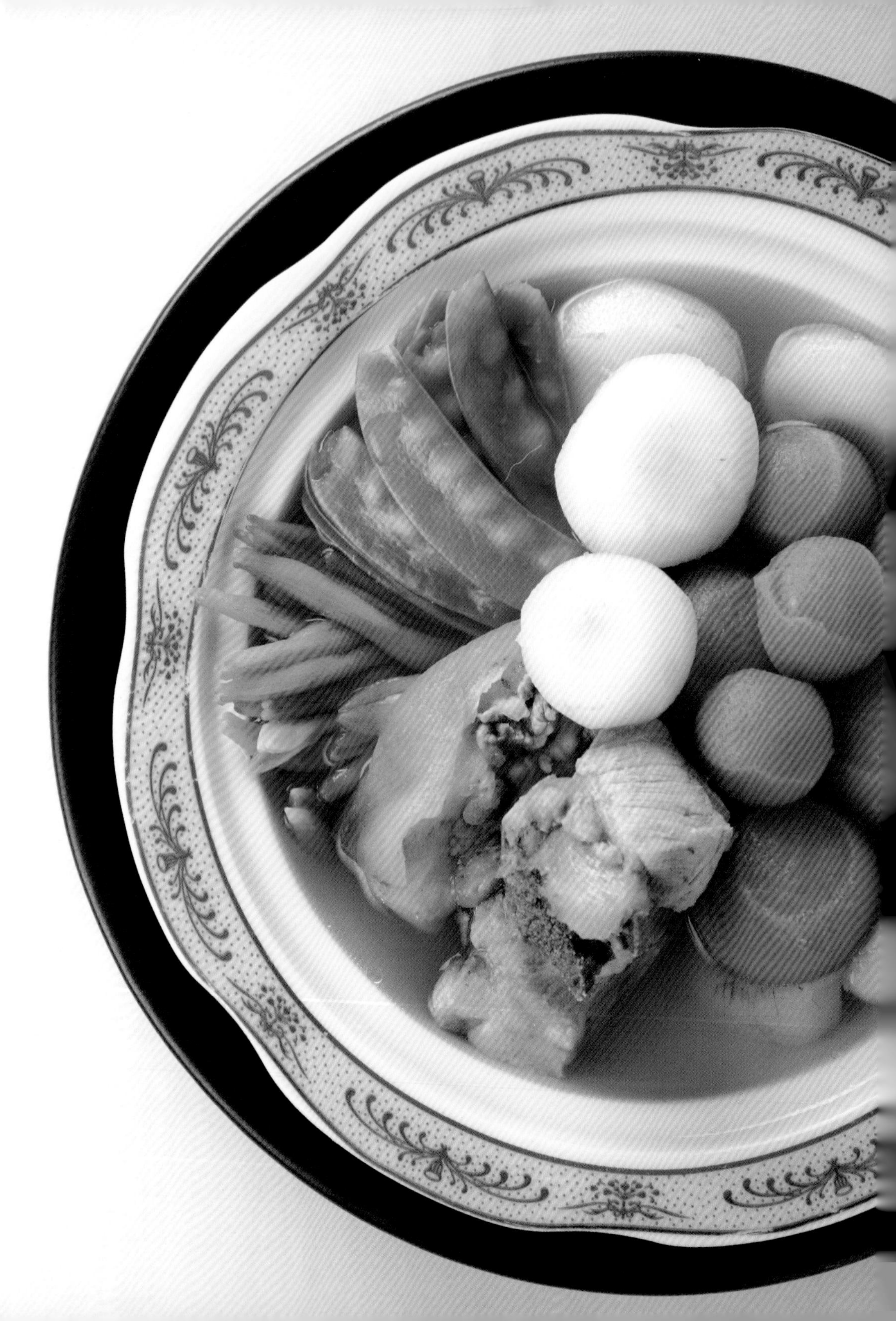

荸薺蘿蔔燉排骨

清熱生津，涼血解毒，調和免疫力，消除疲勞

材　料：

尾冬骨塊 300 公克、胡蘿蔔 200 公克、荸薺 80 公克、
金針 15 公克、豌豆莢少許、薑 4～5 片

調味料：

鹽適量、冰糖少許、香油少許

作　法：

1 金針洗淨後以水浸泡，過程中需多次換水，去除其中的硫化物，備用。荸薺、豌豆莢洗淨瀝乾；胡蘿蔔洗淨，削皮切塊備用。

2 尾冬骨塊汆燙去除血污，撈起用清水沖洗乾淨備用。

3 取鍋加清水 1500 cc，放入脊骨、胡蘿蔔，用大火煮開後，轉小火燉煮 40 分鐘。

4 再放下荸薺、金針、薑片續煮 5 分鐘，最後放入豌豆莢，熄火後加鹽、冰糖調味，再淋點香油。

養生小辭典

- 尾冬骨 有很高的營養價值和食療功效，可強補肝腎、壯筋骨腰膝，還能補充鈣質，提高身體機能。
- 胡蘿蔔 β 胡蘿蔔素可以在體內轉換成維生素 A，保健視力及皮膜健康。胡蘿蔔裡的 β 胡蘿蔔素屬於脂溶性維生素，跟油脂一起攝取消化吸收率比較高。
- 荸薺 能促進人體生長發育，維持生理功能，對牙齒、骨骼的發育均有很大好處，同時可促進體內糖、脂肪、蛋白質的代謝，調節酸鹼平衡。
- 金針 性味甘涼，具潤肺功能，鐵質相當豐富。又名忘憂草，常吃能令心安樂，輕身明目。
- 豌豆莢 又名荷蘭豆。有補中益氣、利小便的功效，能調和免疫力、消除疲勞。

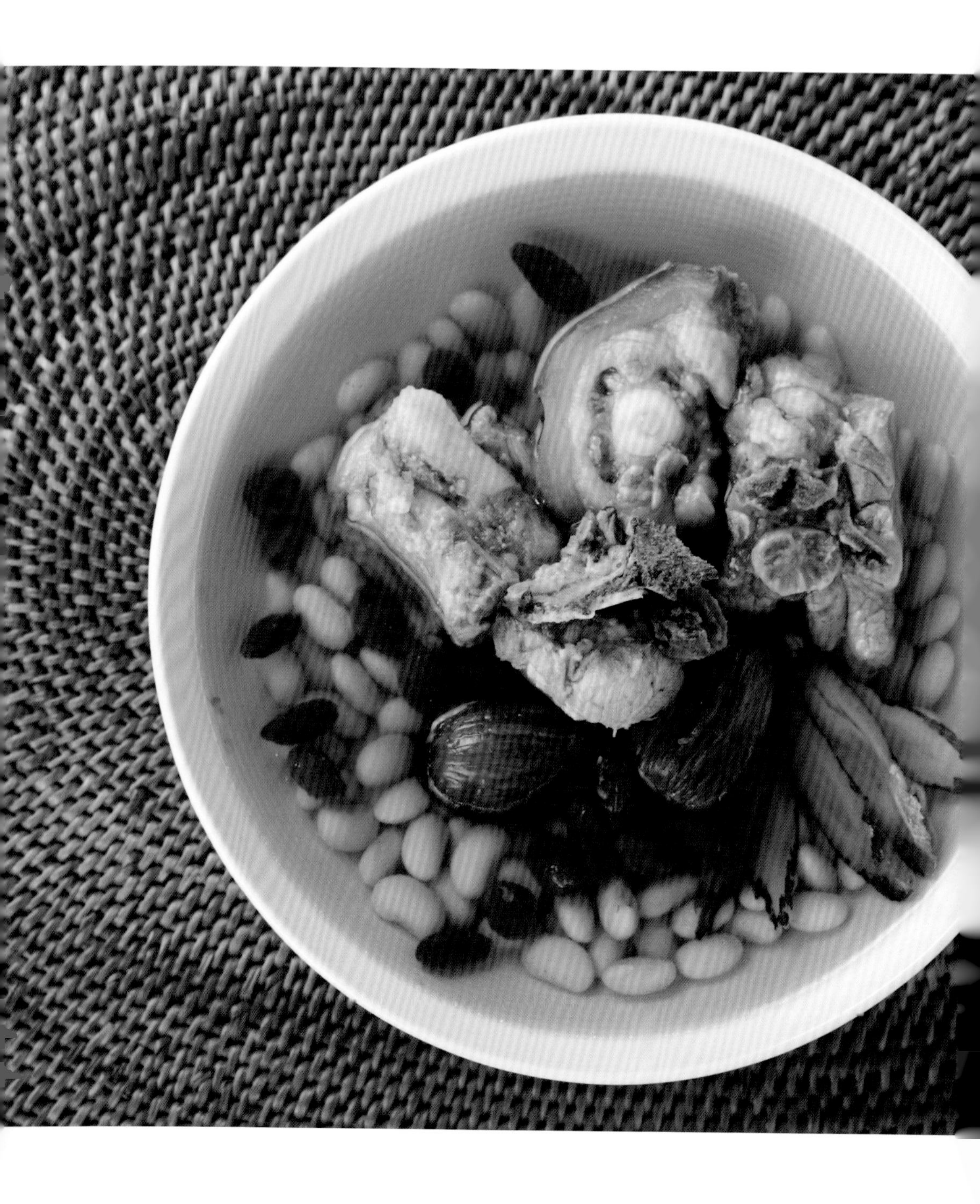

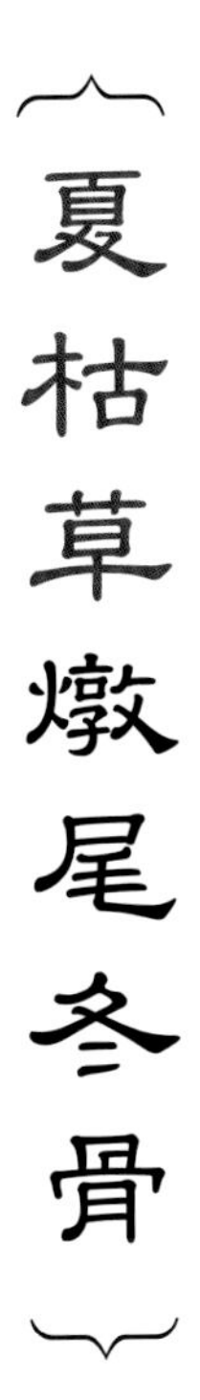

夏枯草燉尾冬骨

清熱解毒，養心安神，調節免疫系統功能

材料：

夏枯草 10 公克、黃耆 10 公克、黃豆 30 公克、尾冬骨 500 公克、蜜棗 5 粒

調味料：

鹽適量、冰糖少許、米酒少許

作法：

1 夏枯草洗淨，用清水浸泡 30 分鐘；黃豆洗淨，泡水 60 分鐘；黃耆洗淨，瀝乾備用。

2 尾冬骨剁塊，汆燙後撈起用清水沖淨，備用。

3 在鍋中放入夏枯草、黃耆和清水 1500 cc，先以大火煮沸後，轉小火煮 30 分鐘，撈棄夏枯草袋。

4 接著放入黃豆、尾冬骨、蜜棗，一樣先開大火煮沸後，轉小火煮 90 分鐘。

5 最後加適量鹽、少許冰糖，熄火再淋上一點米酒即可食用。

養生小辭典

- 夏枯草 有清肝明目、清熱散結、降血壓等功效。
- 黃耆 「神農本草經」中的草本上品。主治內傷勞倦、脾虛泄瀉、盜汗水腫及一切氣虛血虛之証。黃耆所含的多醣體能夠調節免疫系統功能，也能抵抗周圍環境的過敏。
- 黃豆 所含有的異黃酮是一種植物雌激素，能預防乳癌及前列腺癌，促進骨骼健康、預防骨質疏鬆，舒緩更年期不適，如潮熱、盜汗、失眠、頭暈；降低膽固醇及罹患心臟病的機會。
- 尾冬骨 含大量磷酸鈣、骨膠原、骨粘蛋白，可補肝腎、強筋骨、壯腰膝，提高身體機能。
- 蜜棗 補益脾胃，滋陰養血，養心安神。有助降低血壓，但脾胃虛寒者不宜多吃，便秘和糖尿病患者慎食。

高纖牛蒡排骨湯

降膽固醇，健胃整腸，改善便秘

材　料：

牛蒡 300 公克、排骨 300 公克、白蘿蔔 500 公克、
胡蘿蔔 150 公克、蒟蒻 150 公克

調味料：鹽適量；米酒、冰糖、香油各少許

作　法：

1 排骨洗淨切塊；牛蒡、白蘿蔔及胡蘿蔔去皮洗淨切塊狀，入沸水汆燙後，撈出備用。

2 鍋中放清水，加一大匙白醋，放下蒟蒻煮約半小時，撈出切塊備用。

3 將所有材料一起放入鍋中燉煮 30 分鐘。依個人口味加入調味料，食用前滴少許香油及酒。

貼心叮嚀

蒟蒻是魔芋的地下莖，在成型時加了鹼片，為了中和鹼味，食用前可以用少許白醋及清水先煮過，味道更好。

養生小辭典

- 牛蒡 熱量極低，是很好的減肥食品，所含寡糖及膳食纖維，可健胃整腸、消脹氣、改善便秘。還有利尿、解熱、消腫與解毒之功效。

- 白蘿蔔 白蘿蔔偏向寒涼，可清熱解毒。體質偏寒或胃病患者不宜多食。按中醫說法，蘿蔔會「化氣」，如果剛剛進食補品（如人蔘）同一日內要避免吃蘿蔔，以免減低補益效果。

- 胡蘿蔔 含大量胡蘿蔔素和木質素，能預防癌症，含有大量果膠物質，可幫助排出體內的汞成分。

- 蒟蒻 含水量佔 97%，其他 3%成分中含膳食纖維「葡甘露聚醣」及鈣、鐵，蒟蒻在人體腸胃內不易被分解、吸收，因此幾乎不產生熱量，每 100 公克僅有 20 大卡熱量，是肥胖者理想的瘦身食品。蒟蒻還可以抑制醣類的吸收，減緩血糖上升，也是糖尿病患者的理想食品。

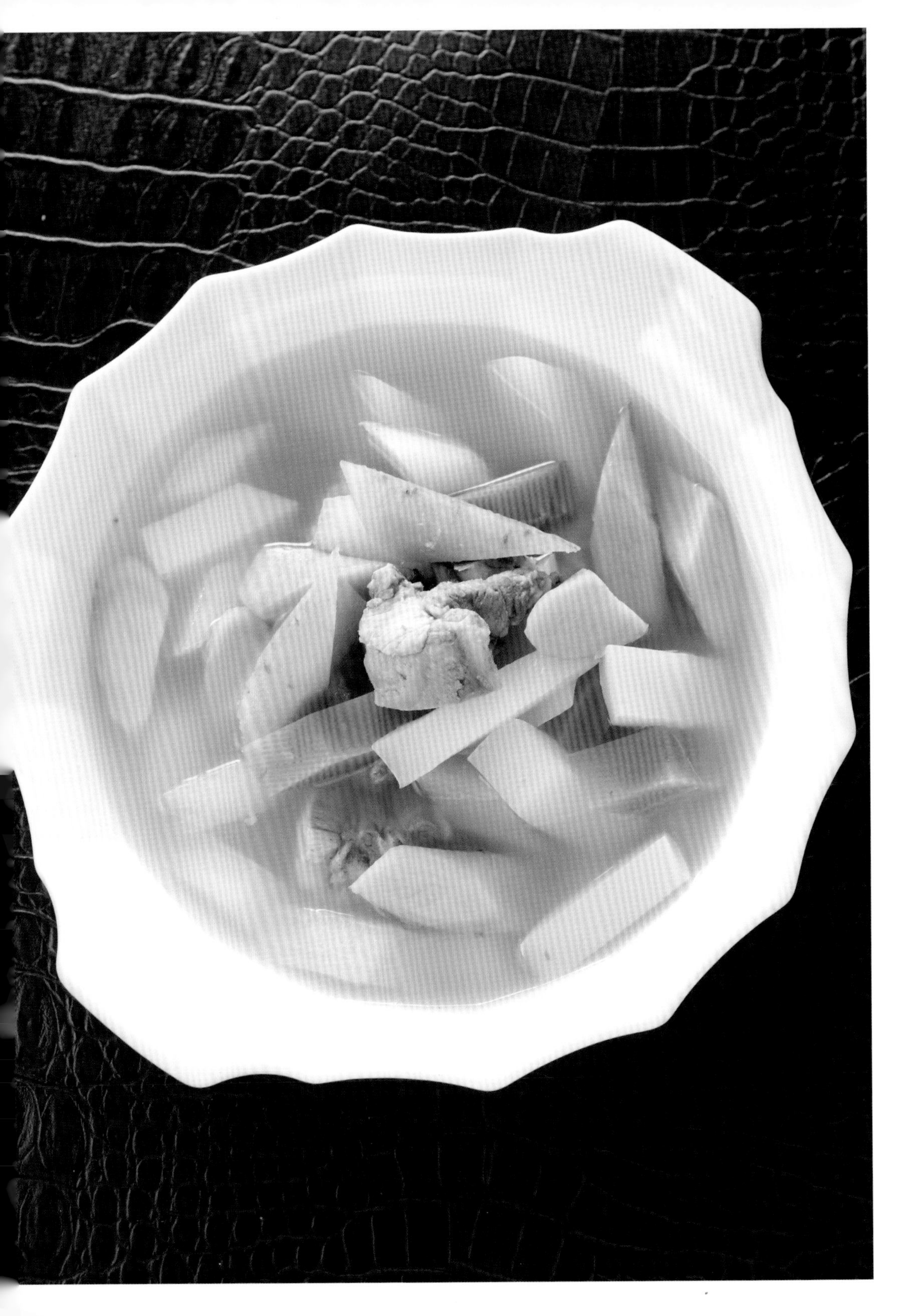

蘋果水梨排骨湯

清熱解毒，清心降火，預防骨質疏鬆，促進血液循環

材料：

蘋果1顆、水梨1顆、白木耳10公克、無花果7~8粒、紅棗5粒、豬小腱子2個、尾冬骨200公克

調味料：鹽適量、冰糖少許、米酒少許

作法：

1 白木耳洗淨浸水泡發，紅棗、無花果洗淨瀝乾，備用。蘋果、水梨洗淨切塊備用。

2 豬小腱子、尾冬骨汆燙後洗淨瀝乾備用。

3 在湯鍋中注入清水，放入豬小腱子、尾冬骨、白木耳、無花果、紅棗和蘋果、水梨各1/2的量。先開大火煮沸，再轉小火煮40分鐘。

4 起鍋前撈除湯中的蘋果、水梨，再放入另1/2量的蘋果、水梨，加鹽、糖和米酒調味後即可熄火盛碗。

養生小辭典

- 蘋果 含蘋果酸、酒石酸、果膠、膳食纖維、黃酮類與維他命B1、B2、C、B5、β胡蘿蔔素及鈣、鉀、鐵、鋅、等微量元素，能消化體內高油脂食物，具有排毒養顏、中和酸性、治療便秘及預防心血管疾病等功效。
- 水梨 營養豐富，熱量卻不高，能鎮咳化痰、潤喉消炎、改善支氣管炎、解毒清熱、清心降火。
- 無花果 含大量葡萄糖和果糖，有滋陰健脾，益胃潤腸、清熱解毒等功效。可修復腸胃，對便秘、腹瀉均有療效。
- 紅棗 益氣補血，健脾和胃。經常食用紅棗，可使氣血調和。
- 豬小腱 性平味甘，能滋陰潤燥、營養補虛，主治熱病傷津、口乾瘦弱、燥咳便秘。豬小腱子油脂極少、肉質紮實，嚼勁口感不錯。
- 排骨 富含蛋白質、脂肪外，還含有大量磷酸鈣、骨膠原、骨粘蛋白，可加強補肝腎、強筋骨、壯腰膝，提高身體機能。

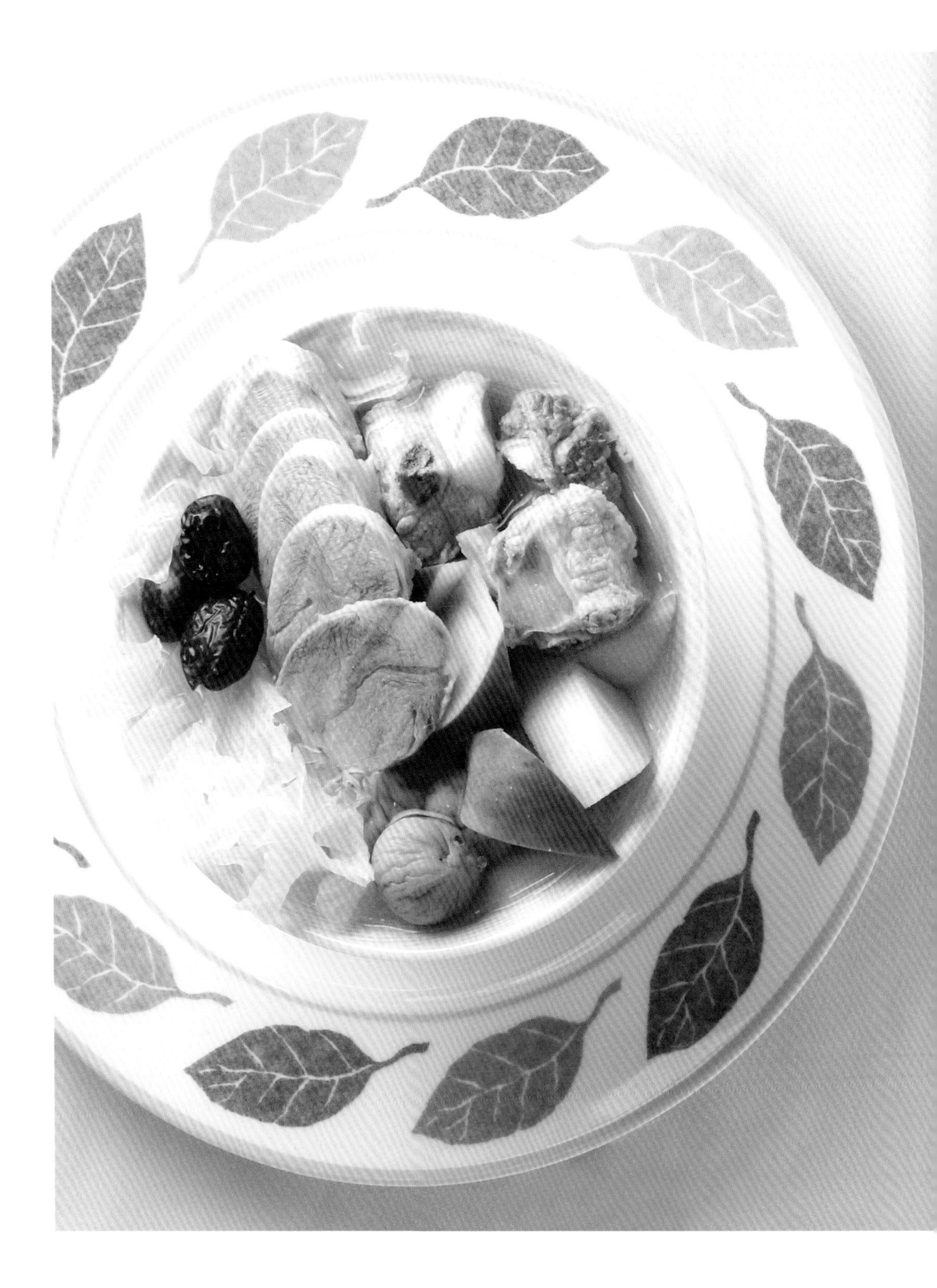

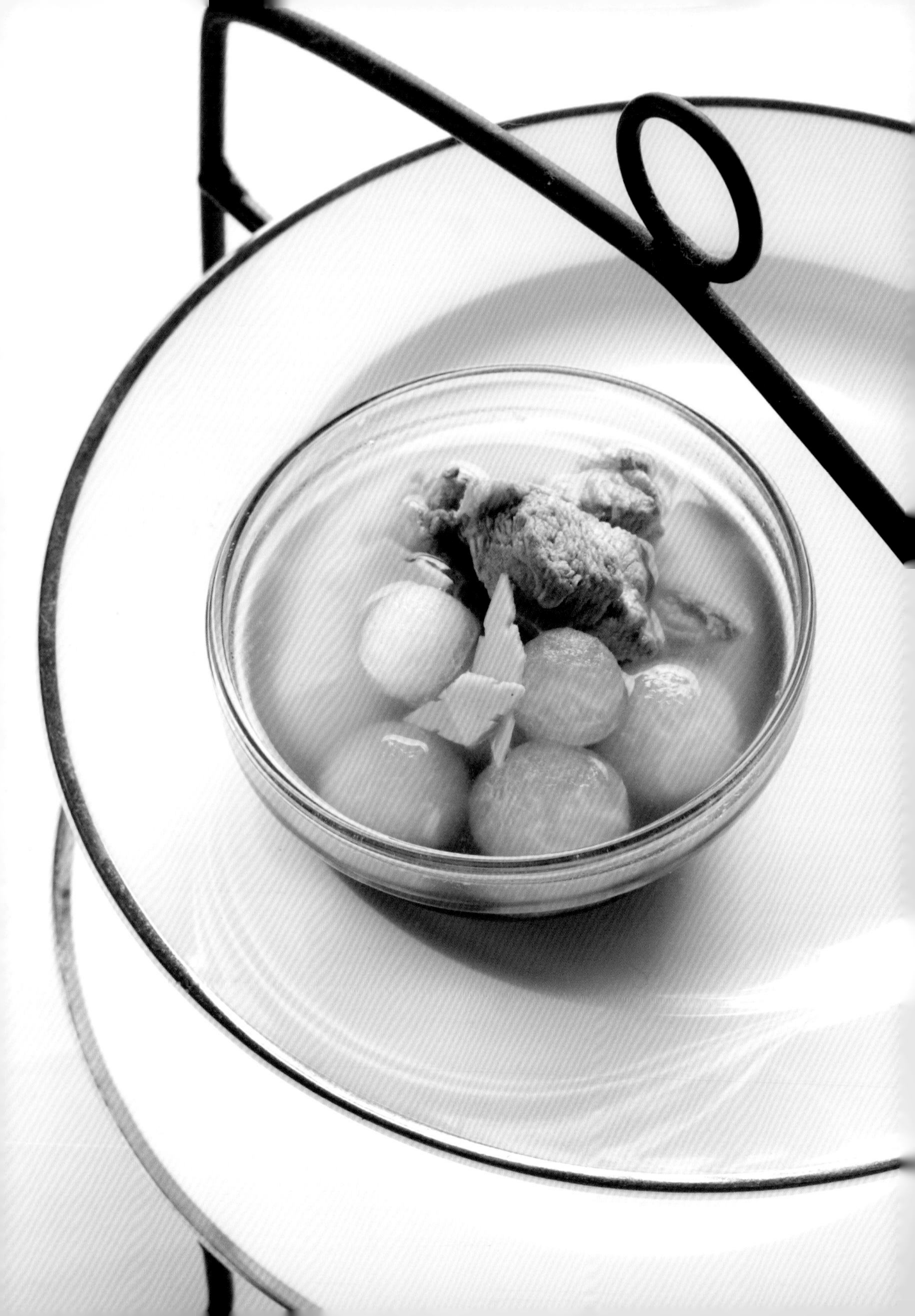

白瓜赤小豆子排湯

清熱解毒，行血滋補，利水消腫

材　料：

白瓜(冬瓜)600公克、赤小豆200公克、子排200公克、薑3片

調味料：

鹽適量、冰糖少許

作　法：

1 赤小豆洗淨，用清水浸泡2小時後，備用。子排剁塊汆燙洗淨，備用。

2 白瓜洗淨去皮除囊（皮、囊留用）後切塊，冬瓜之皮、囊用紗布袋裝起來，備用。

3 在湯鍋中放入所有材料，注入適量清水，先開大火煮滾後，轉小火煮40分鐘，到赤小豆裂開軟爛。撈除冬瓜皮紗布袋，加入鹽、糖調味，即可食用。

養生小辭典

- 冬瓜 又名白瓜。性寒味甘，清熱生津，去暑除煩。其中冬瓜皮以利尿見長；冬瓜子以健脾養顏、止咳化痰見長。

- 赤小豆 又名：紅小豆。清熱解毒，利尿止泄，消腫排膿。現代醫學也認為，赤小豆可用於治療心臟性和腎臟性水腫、肝硬化腹水、腳氣病浮腫。

- 子排 有很高的營養價值和食療功效，富含蛋白質、脂肪、維生素，還含有大量磷酸鈣、骨膠原、骨粘蛋白等，可為幼兒和老人提供鈣質。

- 薑 薑是辛香料，也是一味很好的食療材料。夏季體熱的人，若怕吃生薑太熱，可以留下薑皮，少吃薑肉，這樣既可充分發揮薑皮的利水功效，又可避免生薑「火上澆油」的熱性。把薑皮和冬瓜皮、西瓜皮一起煮水喝，有很好的利水消腫功效。

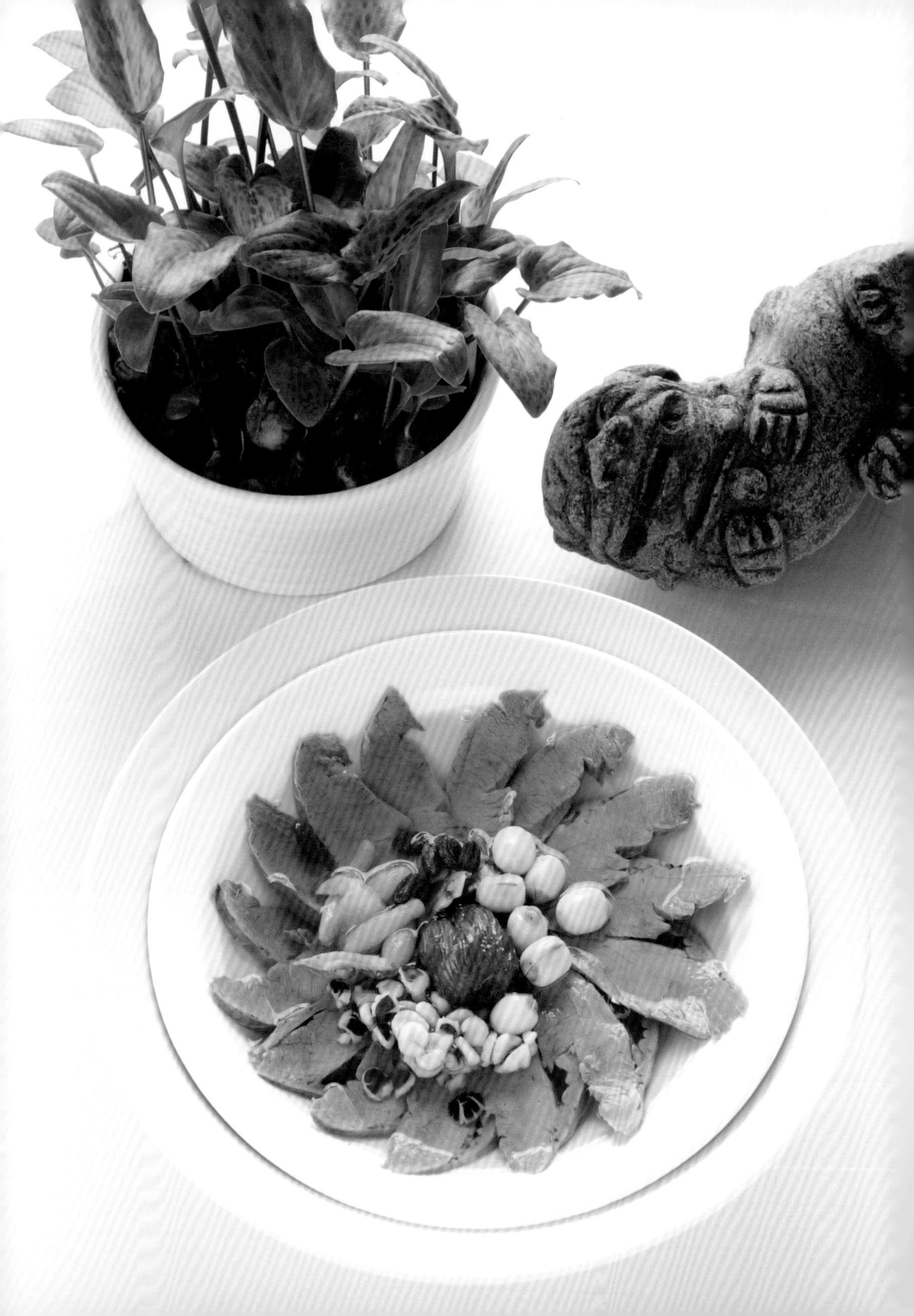

蓮子枸杞燉豬心

養心安神，消煩除燥

材　料：

豬心 1 個、鮮蓮子 (不去心)、芡實 50 公克、玉竹 3 公克、麥冬 20 公克、枸杞 15 公克、蜜棗 3 顆

調味料：鹽適量、冰糖少許、米酒少許

作　法：

1 所有材料洗淨瀝乾，備用。

2 取一個湯盅放入所有材料，加入適量清水，移入蒸籠或電鍋裡蒸煮 90 分鐘。

3 將豬心取出切片；湯盅內加入鹽、冰糖調味。舀湯盛碗擺入豬心片，再滴少米酒即可食用。

養生小辭典

- 豬心 民間素有吃心補心的說法，豬心的蛋白質含量是豬肉的 2 倍，脂肪卻只有豬肉的 10 分之 1。還含有鈣、磷、鐵、維生素、煙酸，可以加強心肌營養，增強心肌收縮力，有安神定驚，養心補血之功效。
- 芡實 益腎澀精、補脾止瀉。
- 玉竹 滋陰生津、潤肺養胃。
- 蓮子 健脾固腎、安神固精、清心養神。可降心火，促使精神安定。但便秘時不宜食用。
- 枸杞 促進免疫功能，保肝、增強抗病能力。
- 麥冬 養陰潤肺、清心除煩、益胃生津、涼血止血。
- 蜜棗 補益脾胃、養心安神。

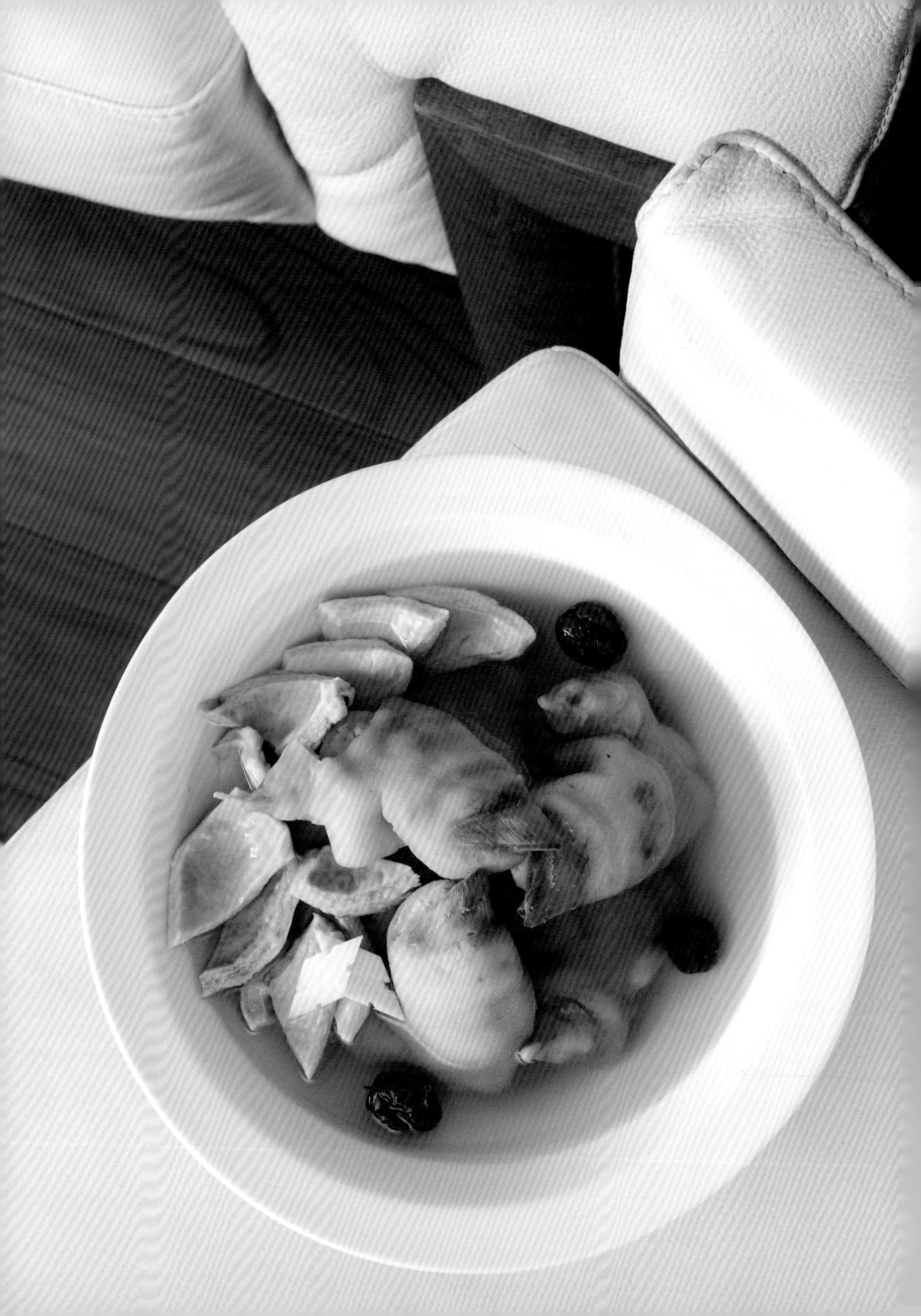

車前草燉豬小肚

清熱利尿，益氣補肺，延緩衰老

材料：

豬前蹄1個(約300公克)、豬小肚2個、車前草12公克、紅棗8粒、薑3~5片

調味料：

鹽適量、冰糖少許、米酒少許

作法：

1 車前草裝入濾紙袋中。將豬前蹄、豬小肚處理乾淨後，入鍋汆燙，撈起用清水沖淨，備用。

2 湯鍋中放入約1500 cc清水，先放下豬小肚、車前草濾袋、紅棗、薑片，用大火煮開後，轉小火煮30分鐘。

3 撈除車前草濾袋，放下豬前蹄燉煮50分鐘，待豬前蹄、豬小肚肉質柔軟(可依個人口感喜愛增減燉煮時間)。加入適量鹽、少許冰糖，熄火再淋上一點米酒，即可食用。

養生小辭典

- 豬蹄 含有大量膠原蛋白及豐富的蛋白質，可以促進皮膚細胞吸收和貯存水分，使細胞保持濕潤狀態，延緩皮膚衰老，防止乾癟起皺，並增強皮膚的彈性和韌性。
- 豬小肚 縮小便，健脾胃。主治頻尿、遺尿、疝氣墜痛、消渴無度。
- 車前草 又名：野甜菜，是青草茶的原料之一，性質寒涼，能涼血去熱、消炎止血、利尿止瀉。
- 紅棗 益氣補血、健脾和胃。

玉竹沙蔘牛筋湯

清除風熱，除煩止渴，養顏美容、延緩衰老

材料：

牛筋 250 公克、豬小腱子 2 顆、玉竹 12 公克、沙蔘 10 公克、紅棗 8～10 粒、枸杞 9 公克、陳皮 1 小塊

調味料：

米酒少許、冰糖少許、鹽適量

作法：

1 牛筋切塊；豬小腱子肉汆燙後洗淨，備用；藥材洗淨用紗布袋裝起來，備用。

2 砂鍋中放 8 分滿的水煮滾，放入牛筋、藥材袋，先以大火煮沸後，轉小火煮 5～6 小時，再放入豬小腱子肉續煮 1 小時，至牛筋軟爛。

3 起鍋前放入枸杞煮 3 分鐘，熄火後加入米酒、鹽調味。

貼心叮嚀

牛筋不易煮，可以利用高壓鍋（壓力鍋）或用燜燒鍋來進行烹煮，縮短燜煮時間及節省瓦斯。

養生小辭典

- 牛筋 含豐富膠原蛋白和蛋白質，但脂肪、膽固醇含量低。多吃可加速新陳代謝，使皮膚有彈性，延緩衰老。具補肝強筋、益力氣、補益血液等功效。
- 豬小腱 油脂少、肉質紮實，口感不錯。能滋陰潤燥、營養補虛。
- 玉竹 滋陰生津、潤肺養胃，是很好的養顏食療，久服可去除臉上黑斑。
- 沙蔘 養陰潤肺、益胃生津。可改善口乾咽燥、舌紅少苔、大便乾結等症狀。
- 紅棗 補中益氣、養血安神。可保護肝臟，增強體力。
- 枸杞 富含枸杞多糖、胺基酸、類胡蘿蔔素、玉米黃質、β- 胡蘿蔔素，能明目保肝。
- 陳皮 調中，理氣，導痰，利水，止吐瀉，利小便。

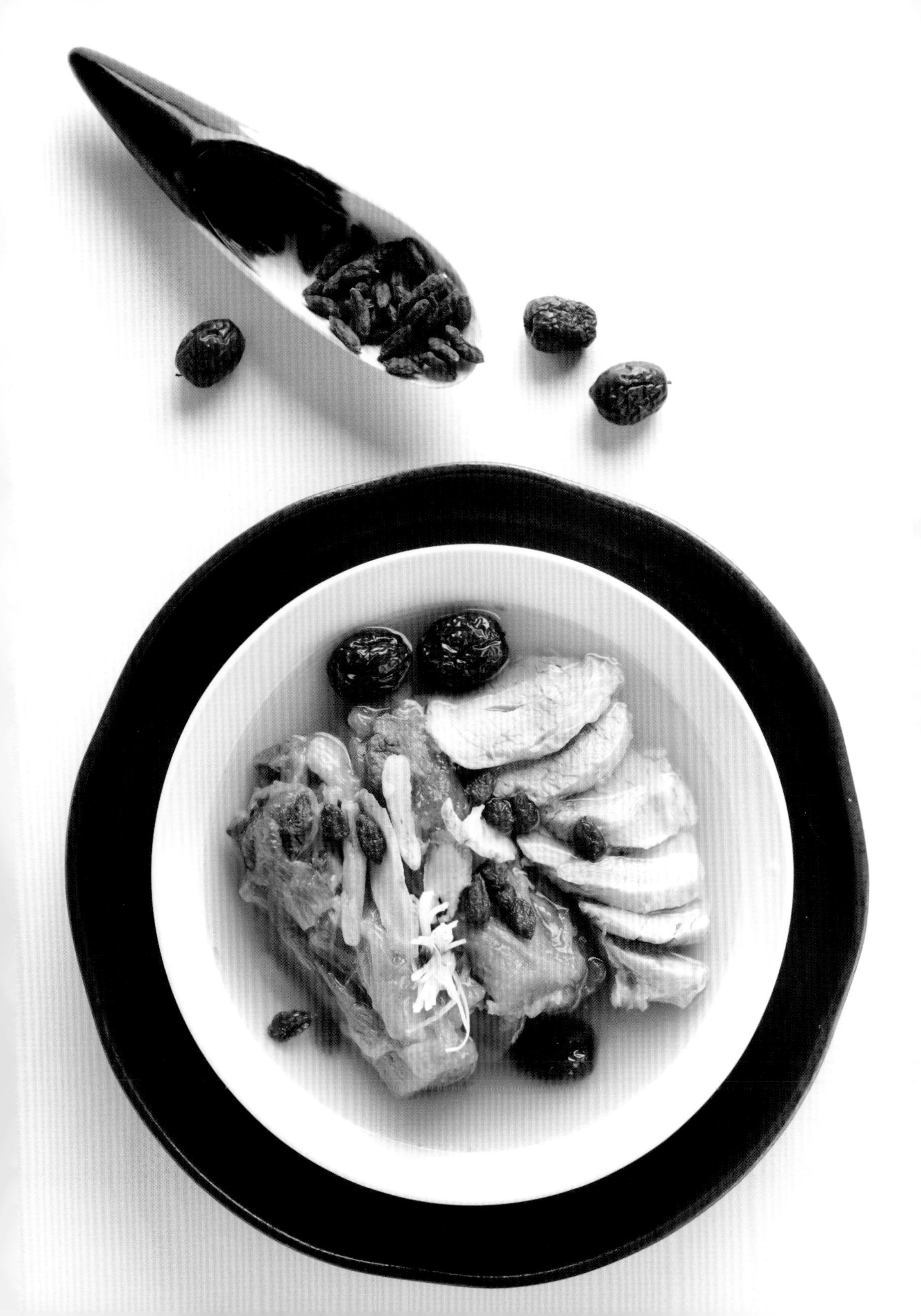

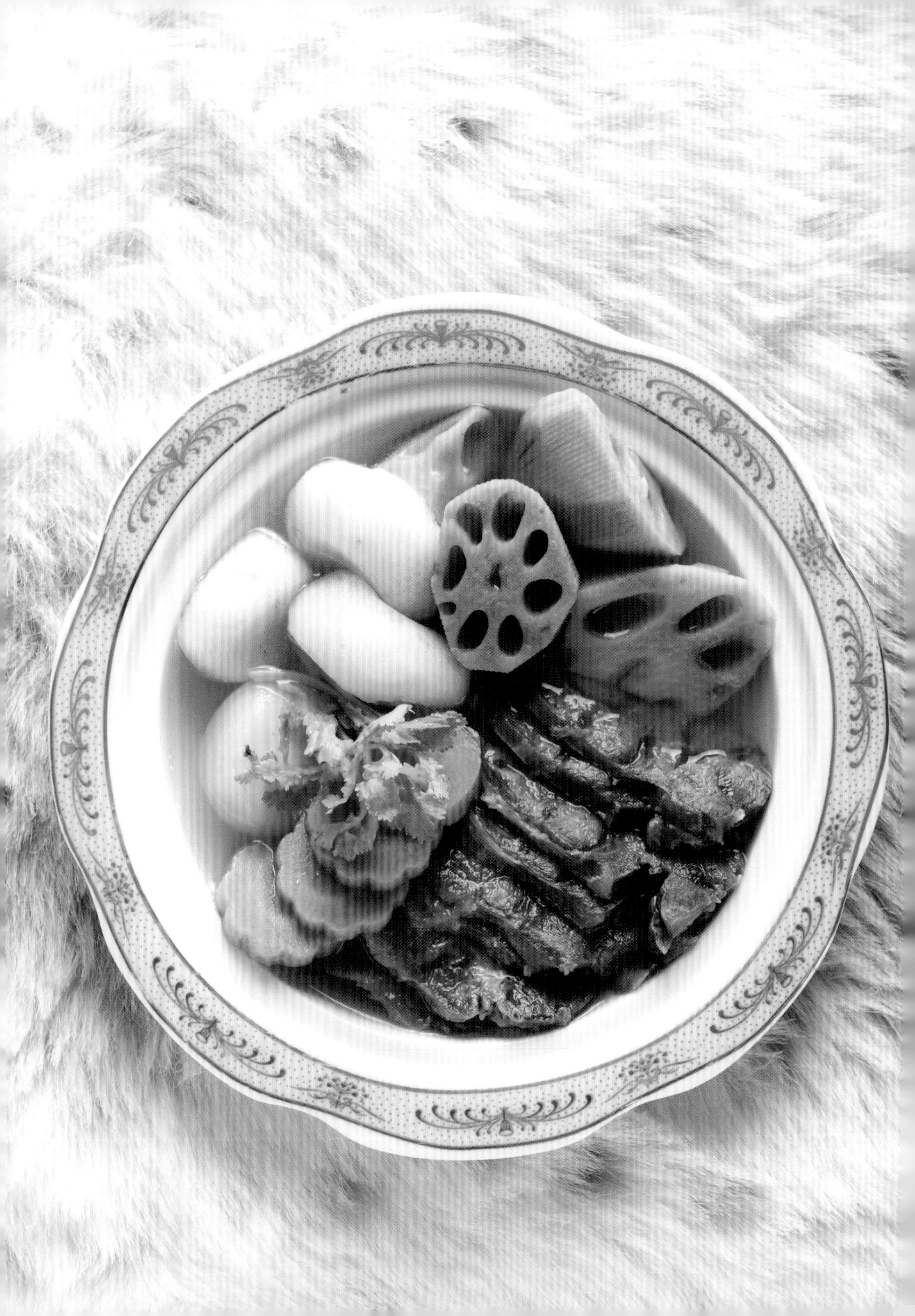

鮮藕牛小腱湯

清熱退火，益氣明目

材料：

蓮藕 300 公克、牛小腱子 500 公克、荸薺 150 公克、胡蘿蔔片少許、米酒 15cc.

調味料：冰糖 1 小匙、鹽適量

作法：

1 蓮藕洗淨切塊備用。

2 牛小腱子洗淨，汆燙去除血水，撈起瀝乾備用。

3 在湯鍋中放入蓮藕、牛腱子、水 1500cc 和少許米酒，先開大火煮沸，再改小火燉熬約 1 小時，至牛小腱子肉軟爛後，取出切片。

4 再將荸薺、胡蘿蔔片放入煮 3～5 分鐘，加冰糖、鹽調味，盛碗放上牛小腱子片，一起浸泡 5 分鐘後，即可食用。

養生小辭典

- 蓮藕 可補血、助眠、止渴、開胃、利尿，清涼退火、涼血散瘀。
- 牛肉 富含蛋白質，胺基酸組成比豬肉更接近人體需要，能提高身體抗病能力，幫助修復組織。
- 荸薺 俗稱馬蹄。所含的磷是根莖蔬菜中最高的，可促進體內糖、脂肪、蛋白質三大物質的代謝。荸薺是寒性食物，具有涼血解毒、利尿通便等功效，最適合用於發燒病人。
- 胡蘿蔔 含豐富的 β 胡蘿蔔素，β 胡蘿蔔素可以在體內轉換成維生素 A，有助維持視力及保護皮膜健康；也有抗氧化功能，清除人體內的自由基，防癌抗衰老。

蓮藕山藥牛肉湯

清熱生津，滋陰補腎，
適合常熬夜虛火盛且容易疲倦的人食用

材料：

蓮藕 200 公克、山藥 200 公克、牛腩 600 公克、麥冬 10 公克、枸杞 15 公克

調味料：米酒少許、鹽少許、冰糖少許

作法：

1 麥冬、枸杞洗淨，備用。山藥、蓮藕洗淨，去皮切塊，備用。

2 牛腩洗淨，用滾水汆燙 1 分鐘，撈起沖洗後，切塊備用。

3 在湯鍋中放入蓮藕、山藥、麥冬、牛腩及高湯 1500cc，以大火煮開後，改小火熬約 50 分鐘。

4 待肉軟爛後，放入枸杞稍煮一下，即可調味盛碗。

養生小辭典

- 蓮藕 含維他命 C 及豐富鐵質，可補血、助眠、止渴、開胃、利尿，夏日食用清涼退火、涼血散瘀。但藕節含有抗氧化的多酚類成分，與金屬、鐵器相遇會起化學反應而變黑，最好用不鏽鋼刀具切食。
- 山藥 富含多種必須胺基酸、蛋白質及澱粉，提供人體多種必須營養。可增強免疫功能，是養脾第一品。
- 牛腩 補中益氣、滋養脾胃、強健筋骨。牛腩是腰窩肉，在兩條後腿前的腹肉，筋肉相連，適於燒燉。
- 麥冬 養陰潤肺、清心除煩、益胃生津，涼血止血。歷代中醫師都使用麥冬來治肺燥乾咳、咯血、便秘等症狀。但脾胃虛寒的人忌服。
- 枸杞 滋補肝腎、明目安神、益面色、長肌肉、堅筋骨。

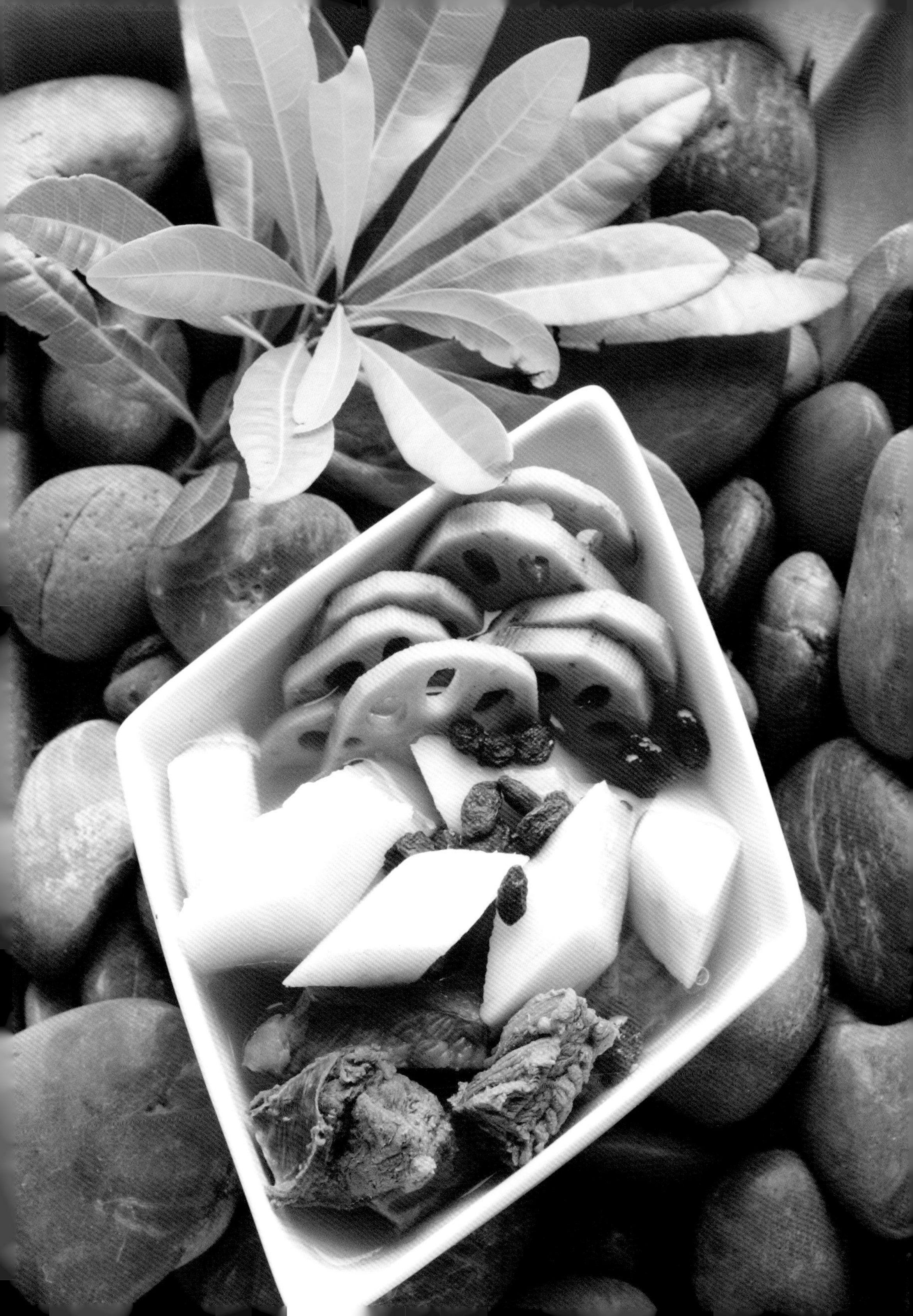

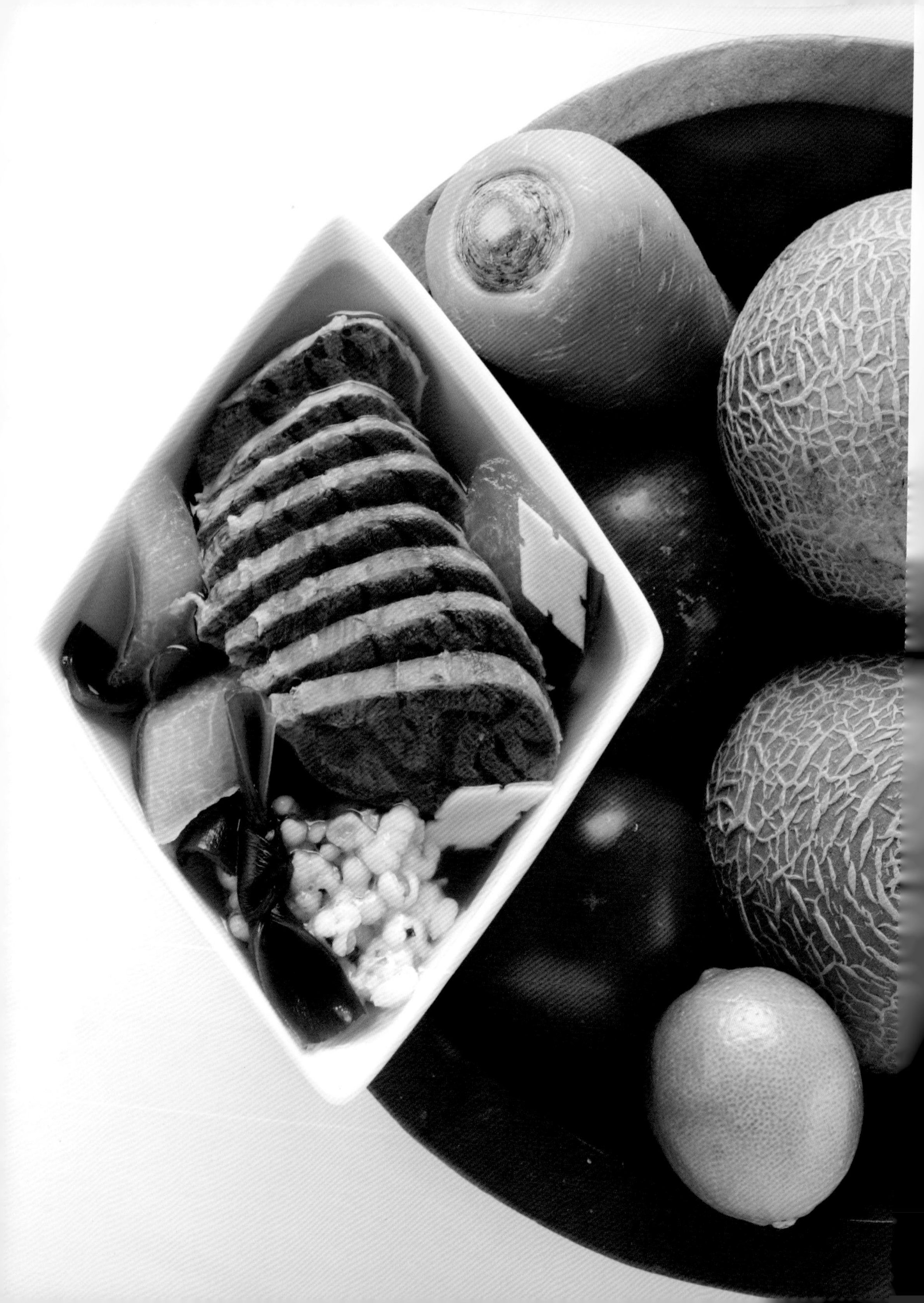

海帶薏仁牛肉湯

養顏潤膚，清熱解毒，健脾養陰

材　料：

海帶結 100 公克、牛腱 250 公克、冬瓜 200 公克、
薏仁 20 公克、薑 3～4 片、當歸酒 1 匙

調味料：鹽適量

作　法：

1 海帶結洗淨；冬瓜洗淨，去皮切塊；薏仁洗淨，泡軟備用。

2 牛肉用滾水汆燙，撈起用清水洗淨浮沫後，備用。

3 在湯鍋中放入牛肉、冬瓜、薏仁、薑片，加適量高湯開大火煮滾，後轉中小火燉 60 分鐘左右到牛肉軟爛，取出切片，再放回湯中。

4 這時候加入海帶結煮 3 分鐘左右後熄火，加鹽調味，淋少許當歸酒提香。

養生小辭典

- 海帶結 又名昆布。含有多量膠原蛋白、鋅和維生素，能增強免疫功能，有利皮脂腺分泌物的排出，具有清熱解毒、活血化瘀、養陰潤膚等功效。
- 牛腱 腱子肉即前後腿肉，富含蛋白質，胺基酸的組成比豬肉更接近人體需要，能補脾胃、益氣血、強筋骨，提高人體抗病能力。
- 冬瓜 潤肺生津、化痰止渴、利尿消腫、清熱祛暑、解毒排膿。冬瓜皮以利尿見長、冬瓜子能健脾養顏，但脾胃虛弱的人不宜多食。
- 薏仁 可促進體內血液和水分新陳代謝，有利尿、消腫作用，有助減肥。但薏仁有使身體冷虛的作用，懷孕及經期婦女最好不要食用。
- 當歸 具有鎮靜、鎮痛、抗貧血、降血脂、改善血液循環，增加冠狀動脈的血流量、抗血栓，抑制血小板聚集。有助保肝、抗炎、抗菌。

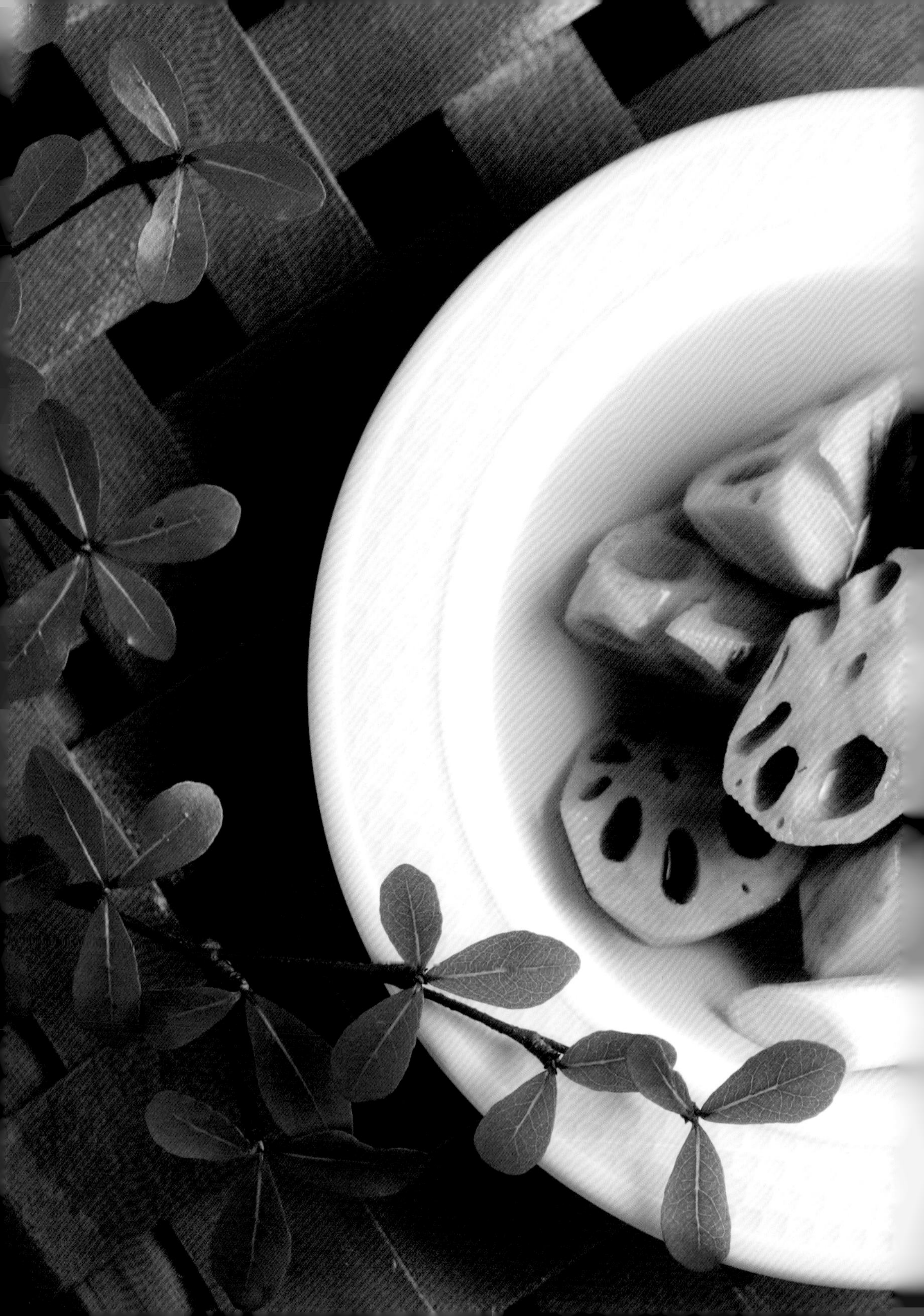

夏日好湯。蔬食

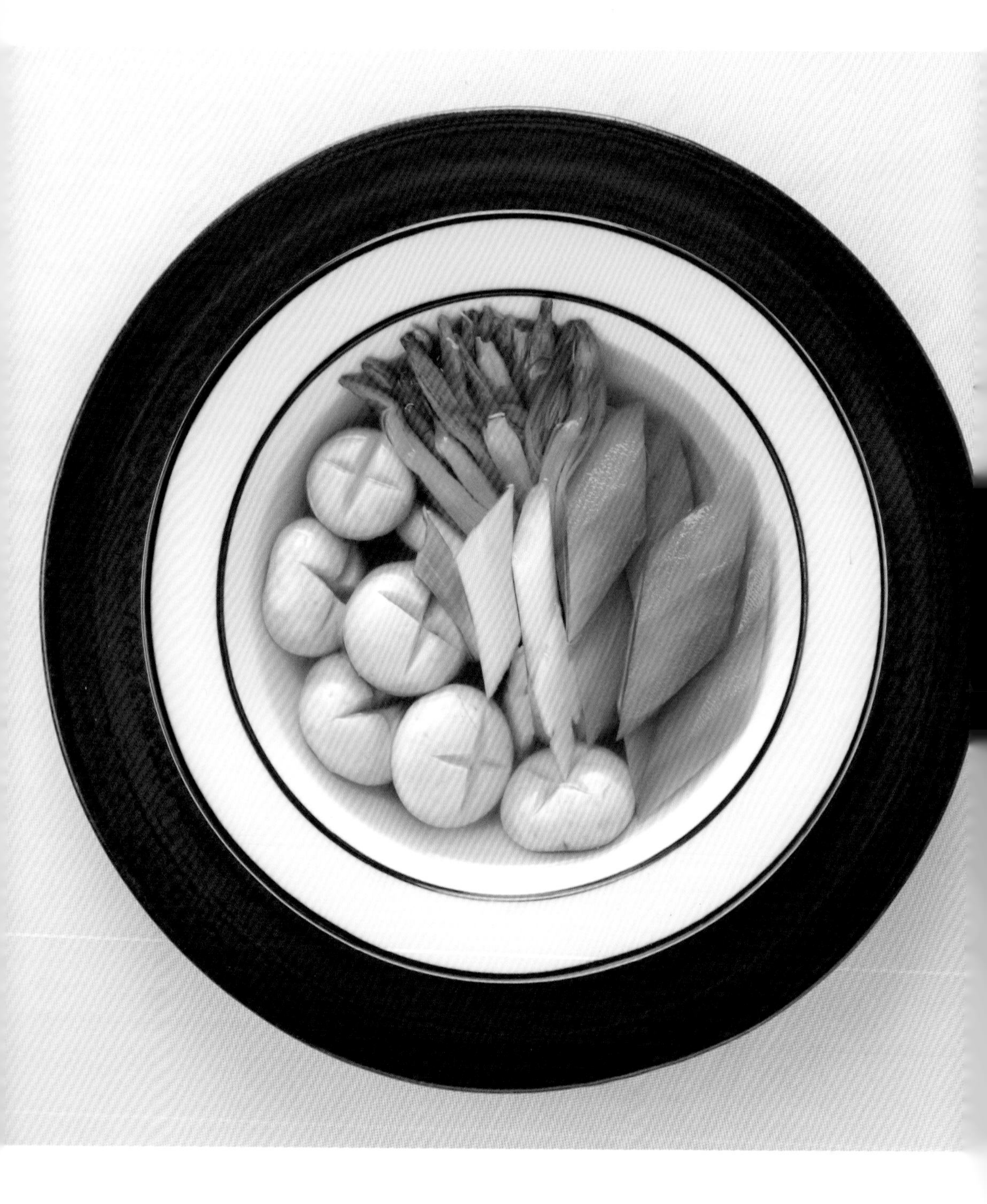

蘑菇絲瓜湯

補肺降火，養胃生津，適用於脾虛體弱的高血壓患者

材料：

蘑菇 200 公克、絲瓜 1 條、金針 15 公克、薑片、蔥段各少許

調味料：

鹽適量；橄欖油、冰糖、胡椒粉各少許

作法：

1 先將蘑菇、絲瓜、金針洗淨；金針放入清水反覆浸泡，中間需多次換水。

2 蘑菇去蒂切片；絲瓜去皮切塊，備用。

3 起鍋用大火燒熱，倒入油燒熱後放入薑、蔥爆香。

4 加水 1500 cc煮滾，放入蘑菇、絲瓜煮 7～8 分鐘。

5 再放入金針、薑片、蔥段同煮，最後加鹽、糖、胡椒粉調味。

養生小辭典

■ 蘑菇 富含微量元素硒及大量植物纖維，可以防止便秘、促進排毒、預防糖尿病及大腸癌、降低膽固醇。蘑菇也是低熱量食品，可以防止發胖。

■ 絲瓜 具有清熱解毒、活血通絡、利尿消腫等功效。

■ 金針 別名忘憂草，有益智安神、清熱利濕、涼血解毒等功效。其中所含鐵質是菠菜的 20 倍之多，能促進新陳代謝、增強體力和補血。

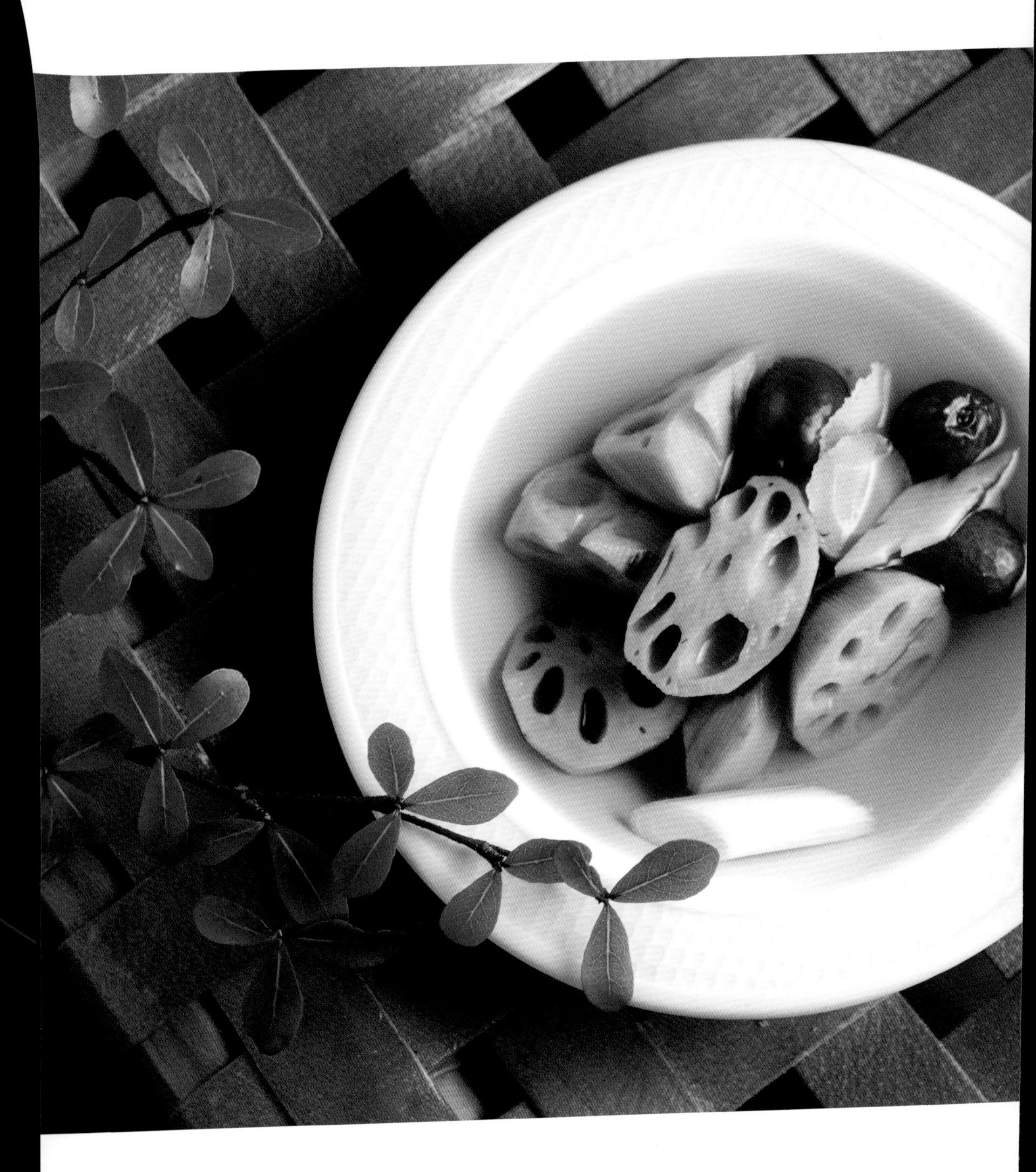

白芷蓮藕湯

清涼退火，涼血散瘀，益氣補血

材　料：

白芷 15 公克、鮮藕 300 公克、紅棗 15 粒、薑片 3 片、蔥段 2 根、水 1200 cc

調味料：

鹽適量；冰糖、香油各少許

作　法：

1 先將白芷裝入茶包袋中。紅棗洗淨，鮮藕去皮洗淨，切滾刀塊備用。

2 紅棗、鮮藕、白芷、薑片和水放入砂鍋中，開大火煮沸後，轉小火燉煮 60 分鐘。

3 鮮藕燉煮到鬆軟後，撈除白芷包袋後，加入蔥段、鹽、糖，熄火後灑上香油即可。

貼心叮嚀

藕節含有抗氧化的多酚類成分，與金屬和鐵器相遇，會起化學反應而變黑，切蓮藕最好選用不鏽鋼刀具。

養生小辭典

- 白芷 中醫認為白芷可以治各種腹痛，如消化性潰瘍、急慢性腸炎、闌尾炎及婦人月經不調。現代醫學也證明，白芷有助美白祛斑，讓肌膚潤澤光滑。
- 蓮藕 含維他命 C 及豐富鐵質，能補血、助眠、清涼退火、涼血散瘀。
- 紅棗 益氣補血，健脾和胃。紅棗性質平和甘潤，能補脾胃、益氣補胁。
- 蔥 壯陽補陰、平穩血糖。
- 薑 去腥解毒、發汗散寒、溫中止嘔。體熱者夏天若怕吃薑太燥熱，可以留薑皮一起食用，因為「留薑皮則涼，去薑皮則熱」。

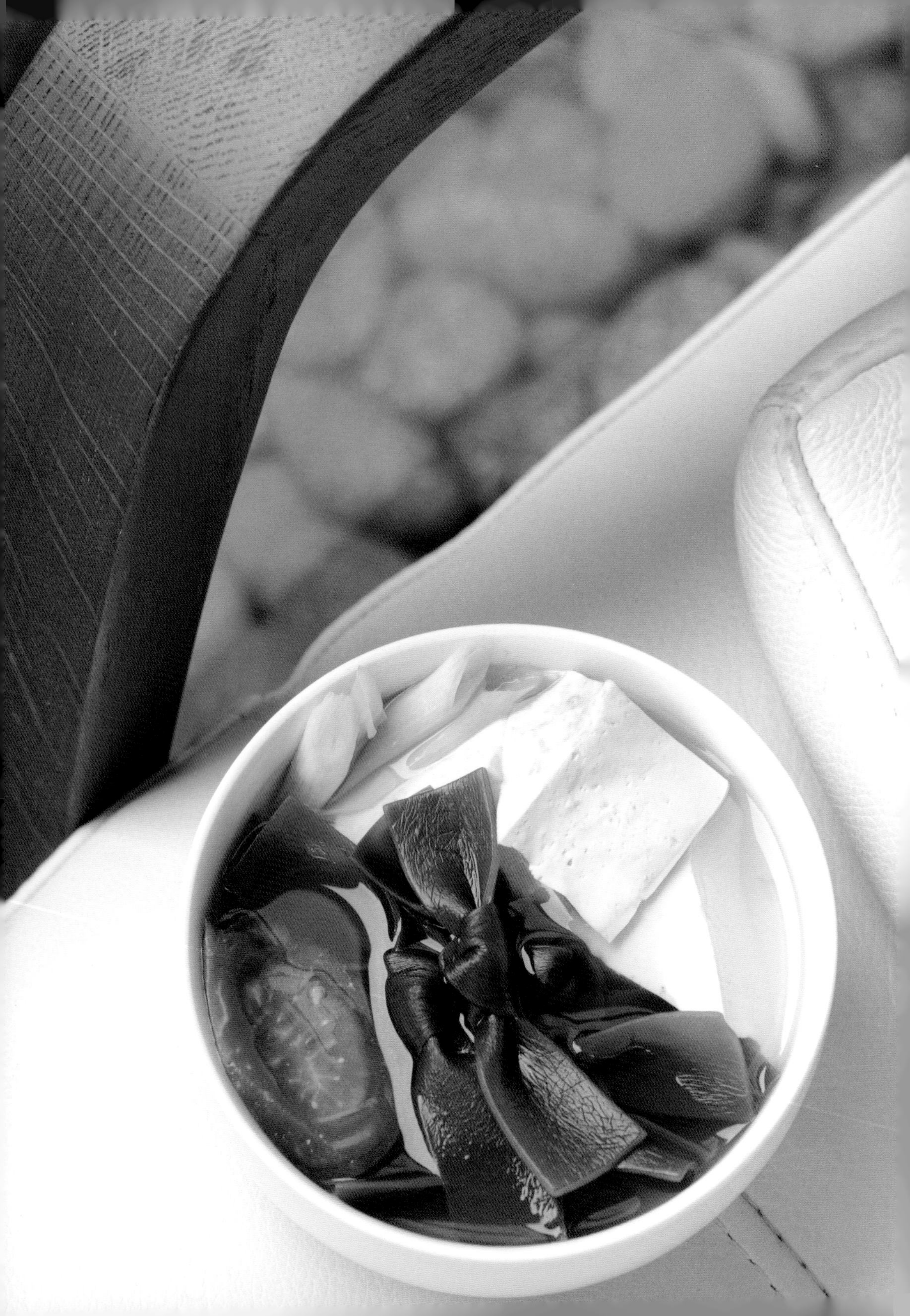

海帶豆腐番茄湯

清熱解毒，止渴生津，降低血壓

材　料：

海帶結 150 公克、豆腐 1 塊、番茄 1 個、青蔥 1 根

調味料：

鹽適量；冰糖、香油各少許

作　法：

1 先將材料洗淨。豆腐、番茄切塊；青蔥切段，備用。

2 鍋內放適量水煮開，放下海帶結、豆腐、番茄煮熟。

3 最後放入蔥段，稍煮一下，再依個人口味加鹽、冰糖調味，滴幾滴香油，即可盛碗食用。

養生小辭典

- 海帶 又名昆布。含有大量膠原蛋白和維生素，有長壽菜的美稱。海帶含有鋅元素，能增強身體免疫功能，有利皮脂腺分泌物排出。

- 豆腐 含豐富蛋白質、卵磷脂、維他命，被美國雜誌稱譽為 21 世紀最佳植物性天然食品。經常食用能降血壓、血脂、血醣、膽固醇及防癌、抗衰老。

- 番茄 含有茄紅素、β 胡蘿蔔素、果膠、纖維素、鈣、磷、鐵等礦物質和維生素 B1、B2、C、P 等等，具有止渴生津、健胃消食、涼血平肝、清熱解毒、降低血壓之功效。

- 青蔥 蔥白有發表、通陽、解毒功效。蔥葉比蔥白含有更多維生素 A、C 和鈣。蔥葉上的黏液含有果膠和大蒜辣素，能壯陽補陰、平穩血糖。

絲瓜燈心青蔥湯

清熱利尿，活血消腫，清心除煩

材料：

絲瓜 1 條、燈心草 1 把 (約 2 公克)、胡蘿蔔半條、蔥 3～4 根

調味料：鹽、香油各少許

作法：

1 絲瓜、胡蘿蔔去除外皮後洗淨，絲瓜切塊、胡蘿蔔切片；蔥去除根鬚後洗淨切段，備用。

2 燈心草洗淨，綑綁成束，備用。

3 燈心草束放入鍋中，加 1000 cc清水以大火煮滾沸後，轉小火續煮 30 分鐘熬成湯底，撈除燈心草渣。

4 再將絲瓜、胡蘿蔔放入鍋內煮熟；加入蔥段，並以鹽、糖調味，熄火前淋點香油即可盛碗食用。

養生小辭典

- 絲瓜 又名菜瓜。有清熱解毒，活血通絡，利尿消腫等功效。醫學實驗證實，絲瓜水對人體肌膚有相當強的滲透性，愛美的女性長期用絲瓜水敷臉，能預防皺紋並讓皮膚晶瑩剔透！

- 燈心草 燈心草的莖心可以吸水或油，古人們用來作油燈的燈心使用，其味淡微寒，有清心除煩的功效。

- 胡蘿蔔 β 胡蘿蔔素可以在體內轉換成維生素 A，維護眼睛和皮膚健康；也有抗氧化的功能，能清除人體內的自由基，抗衰老。

- 青蔥 蔥白有發表、通陽、解毒功效。蔥葉比蔥白含有更多維生素 A、C 和鈣。蔥葉上的黏液含有果膠和大蒜辣素，能壯陽補陰、平穩血糖。

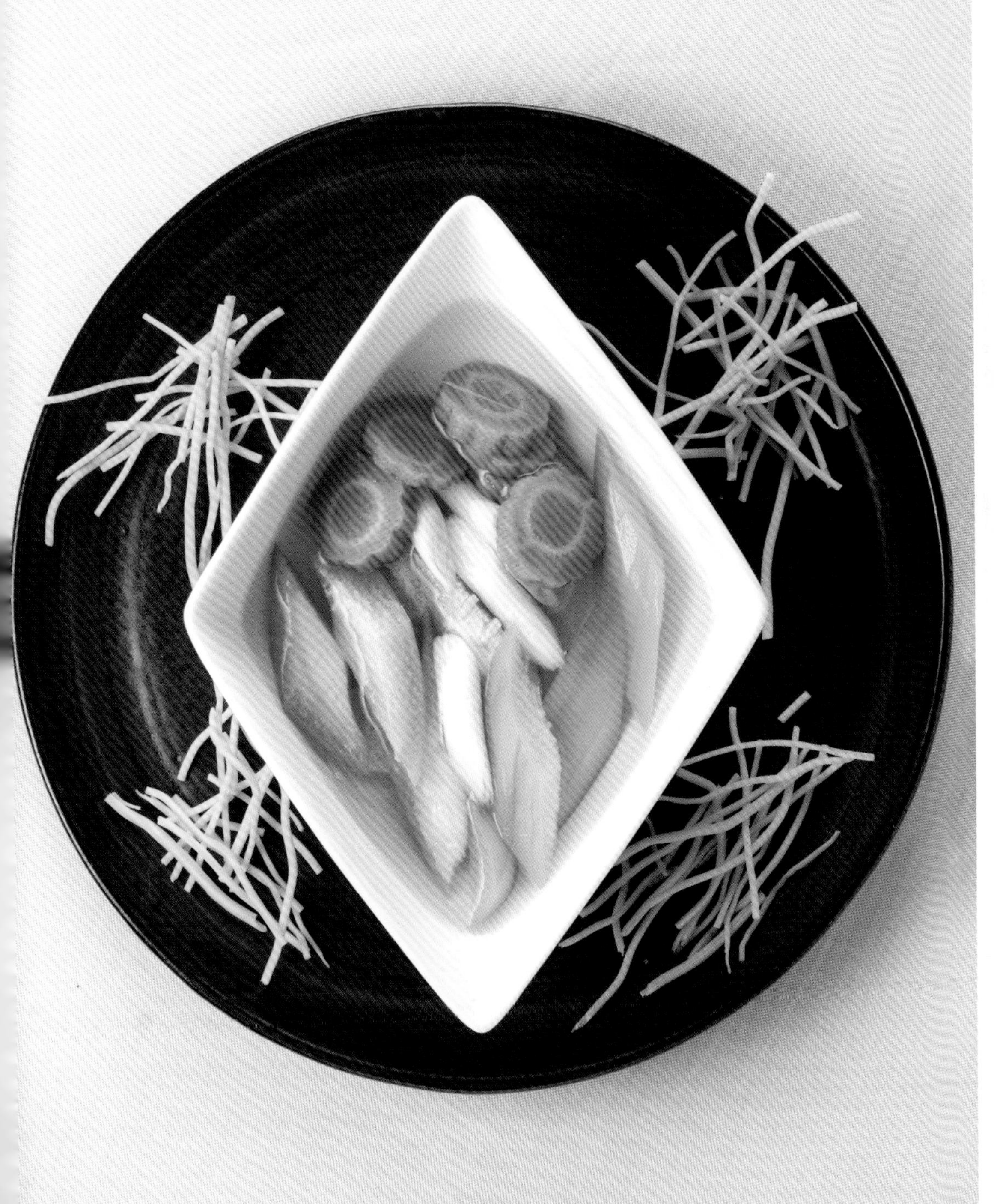

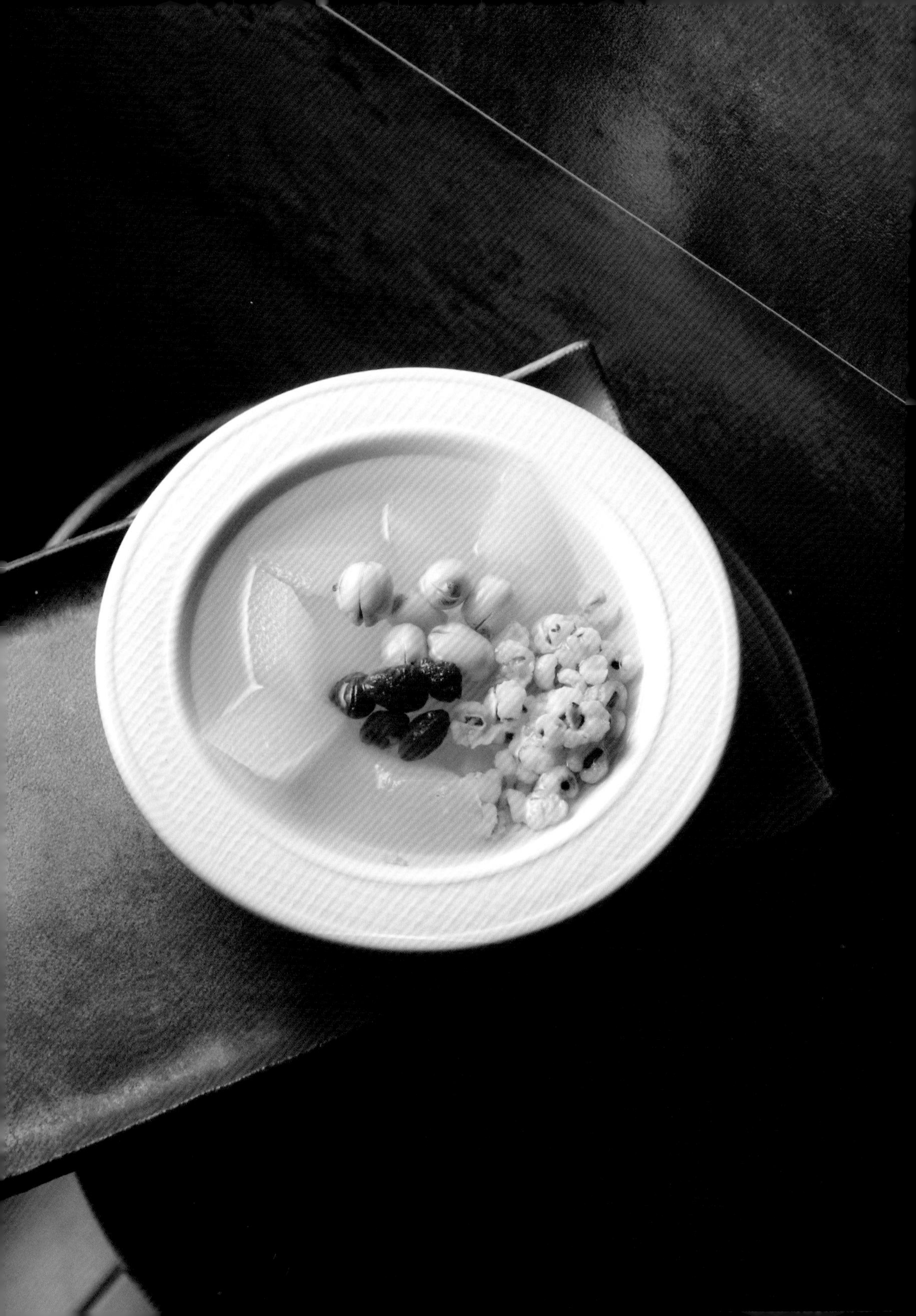

冬瓜蓮子湯

祛暑清熱，美白降脂，消除水腫

材料：

冬瓜300公克、荷葉1/4片(約10公克)、鮮蓮子50公克、薏仁50公克、枸杞10公克、薑2小片

調味料：鹽適量、冰糖少許

作法：

1 所有材料先洗淨，瀝乾備用。薏仁先泡水2小時，備用。

2 在鍋中注入清水煮開後，放入荷葉煮15分鐘，撈除荷葉。

3 將冬瓜、薏仁、薑放入鍋內，開大火煮沸，轉小火續煮1小時，放入蓮子續煮10分鐘。

4 起鍋前加入枸杞後調味，即可熄火盛碗。

養生小辭典

- 冬瓜 性寒味甘，清熱生津、去暑除煩。冬瓜皮以利尿見長，冬瓜子可健脾養顏、止咳化痰。但冬瓜寒涼，脾胃虛弱者最好少吃。
- 荷葉 有清熱解暑、降脂輕身的功效，荷葉做菜味道清香，適合脾虛溼熱型肥胖者食用。
- 蓮子 可以降心火，讓精神安定，適用於神經質容易心悸的人。常用來治療心悸失眠，不過便秘時不宜吃蓮子。
- 薏仁 能促進水分代謝，有利尿、消腫的作用，因此有瘦身功效；長期食用能改善青春痘，使斑點消失並滋潤肌膚。但薏仁會使身體冷虛，懷孕及月經期婦女，最好避吃薏仁。
- 枸杞 滋補肝腎、明目安神、益面色、長肌肉、堅筋骨。
- 薑 俗話說：「冬吃蘿蔔夏吃薑，不勞醫生開藥方。」夏季吃薑，記得留薑皮則涼，去薑皮則熱。如果有便秘、口臭、口腔潰瘍等體內有「熱」的症狀時，最好吃生薑皮，而不用生薑肉，這樣既可以發揮薑皮的利水功效，又可避免生薑的熱性。

夏季養生好食材

清熱解毒、益氣補血、利尿消種、明目降壓…

1. 竹茹
2. 蜜製甘草
3. 燈心草
4. 枳實
5. 赤小豆
6. 杭菊
7. 決明子
8. 銀耳
9. 白芷
10. 亞麻仁
11. 蜜棗
12. 石斛
13. 黃耆
14. 天麻
15. 紅棗
16. 普洱茶

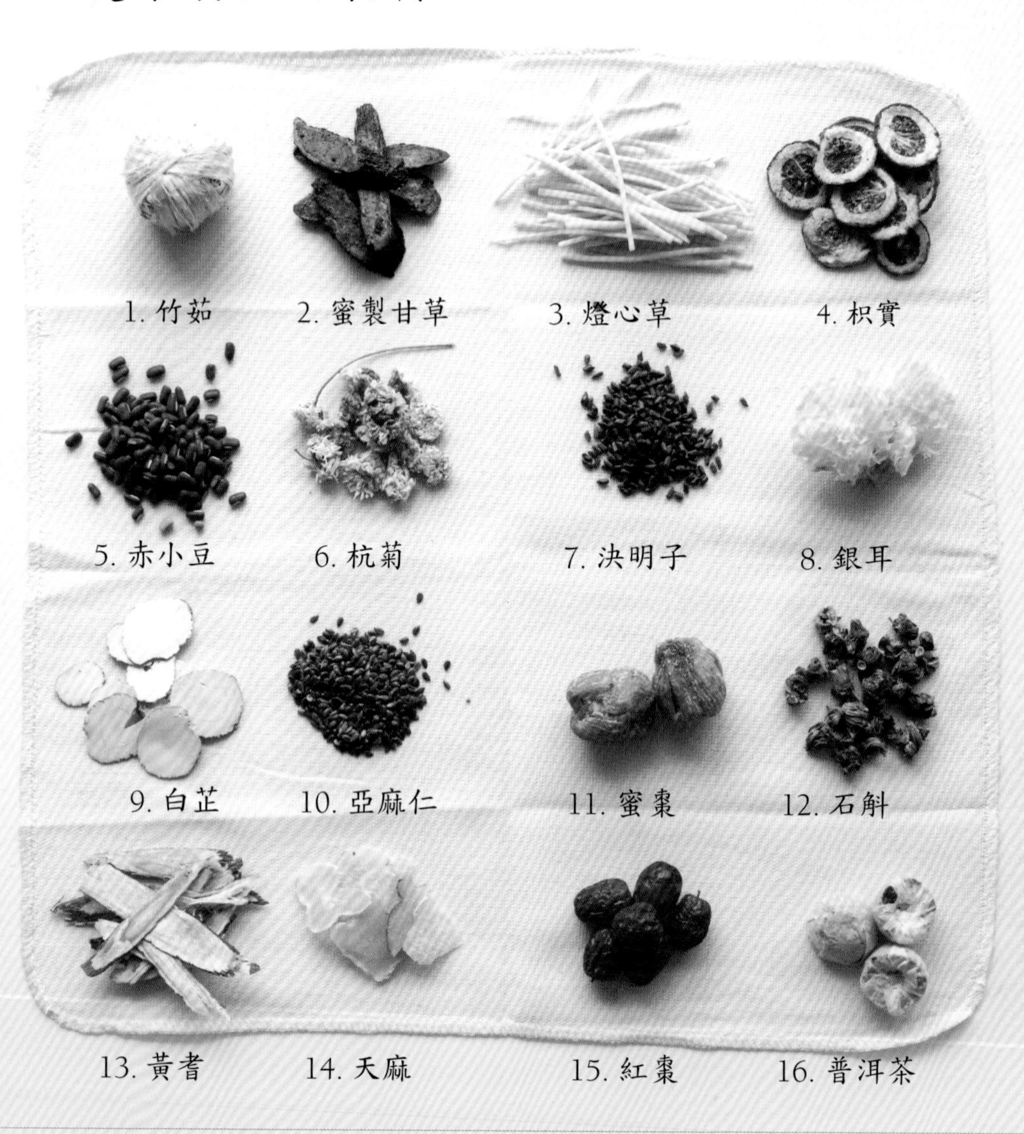

1. 清熱化痰、除煩止嘔
2. 補脾益氣、清熱解毒
3. 味淡微寒，清心除煩
4. 主治腹脹疼痛、腳氣水腫、大便乾結
5. 消除下半身水腫、清熱解毒
6. 明目、散風、清熱
7. 清肝火、祛風濕、益腎明目
8. 滋陰補腎
9. 散風祛濕、消腫排膿、祛斑
10 潤燥活血、潤腸通便
11 補氣養血、益氣安神
12 養胃生津、滋陰清熱
13 補中益氣，提高免疫力
14 健腦益智、降高血壓、防眩暈
15 益氣補血，健脾和胃
16 減肥降脂、降壓、抗衰老

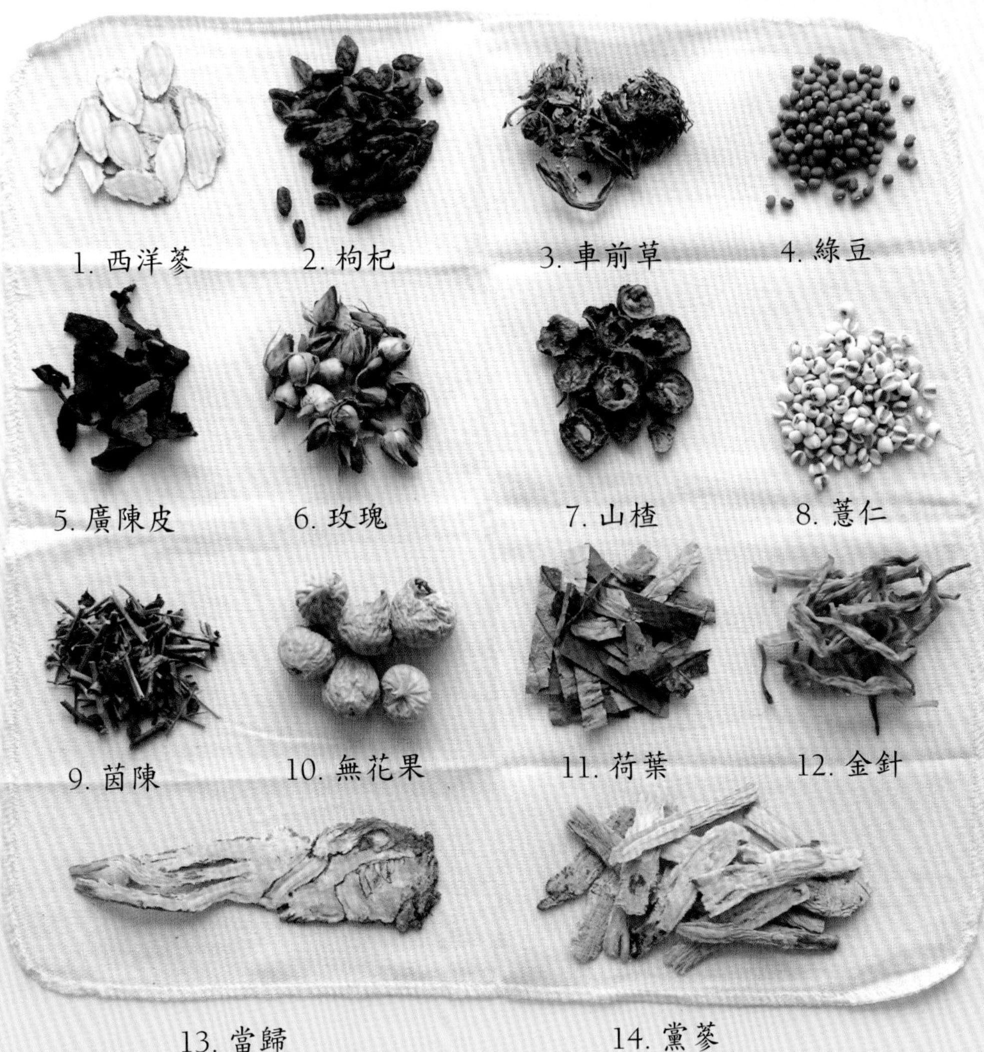

1. 補肺降火、養胃生津，強化心肌、防止老化
2. 滋補肝腎、明目安神
3. 青草茶之一味。清熱解毒、消炎止血
4. 清熱消暑、利尿消種、明目降壓
5. 健胃、止嘔、止呃、驅風、袪痰
6. 補養血氣、潤澤膚顏、解除煩悶
7. 助脾健胃，促進消化
8. 潤澤肌膚、健脾利濕
9. 清溼熱、退黃疸、降血壓
10. 滋陰健脾、益胃潤腸、消腫止血
11. 消水腫、降血脂。
12. 益智安神、清熱利濕、涼血解毒
13. 健脾補肺、固腎益精，養脾第一品
14. 補氣養血、生津清肺

附錄　1

教你在家做 **蝦丸**

利用假日上市場買回新鮮蝦仁剁成蝦泥，再捏出一顆顆小丸子，蝦丸 DIY 原來這麼容易上手！

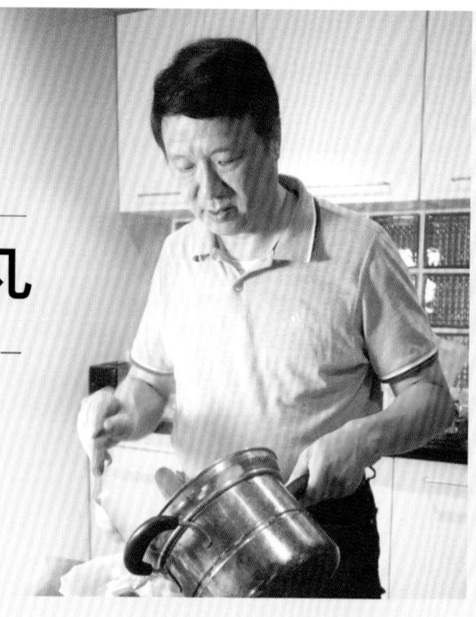

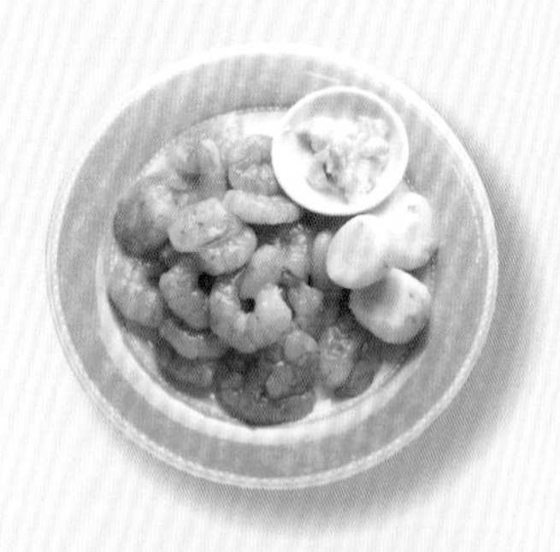

材料（30 粒）：

白蝦或草蝦 300 公克、板油 20 公克、
荸薺 80 公克（可放可不放）、白胡椒粉、太白粉各少許

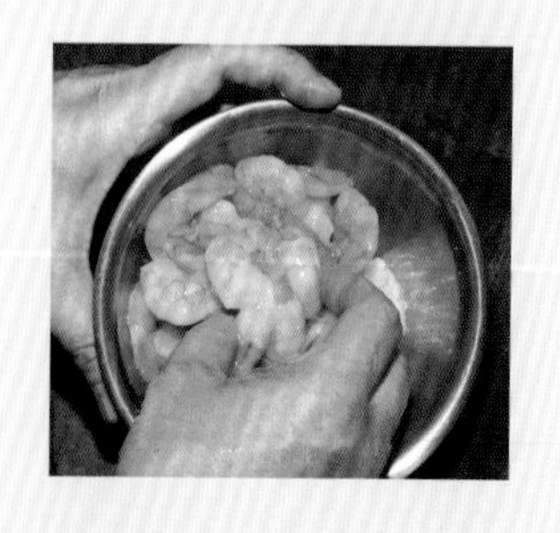

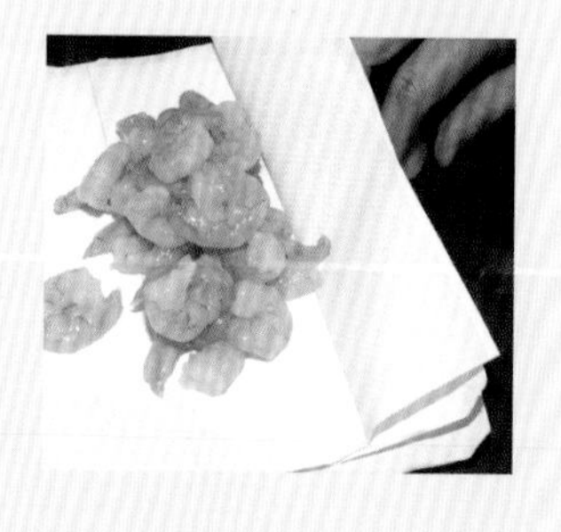

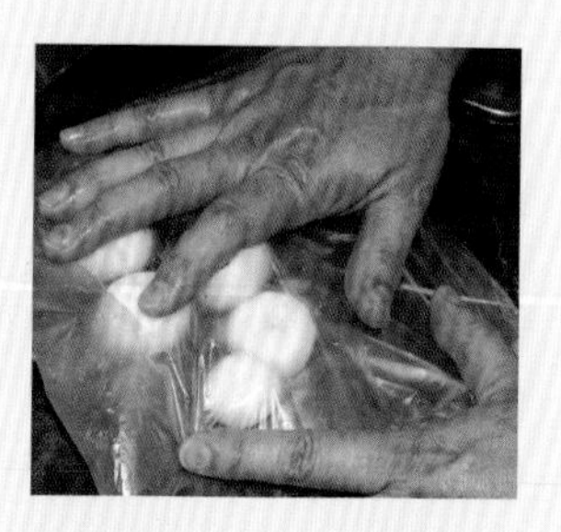

1 蝦仁先抓適量鹽巴，抓到黏液不見，立即用清水洗淨。

利用鹽的滲透原理，抓出蝦肉中的水分，這樣不用加小蘇打和硼砂，蝦仁口感也會又爽又脆喔。

2 蝦仁挑去腸泥，瀝乾後用紙巾或乾淨毛巾充分吸乾水分。

如果不急著做，可以把蝦仁放入冰箱冷藏一天，冰箱會吸掉所有水氣，吃來更脆。

3 荸薺裝在塑膠袋的中間。

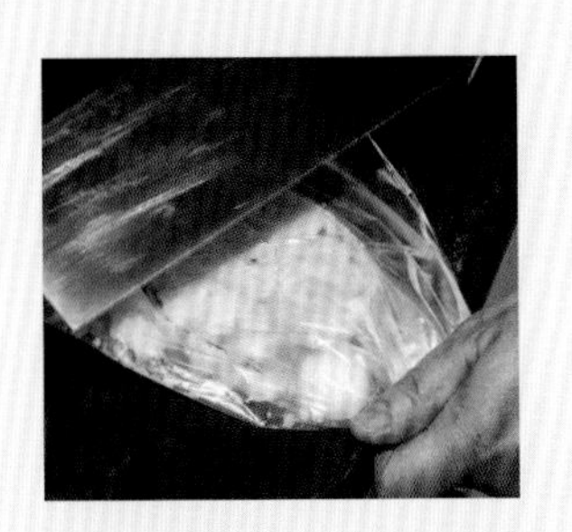

4 以刀面拍碎。

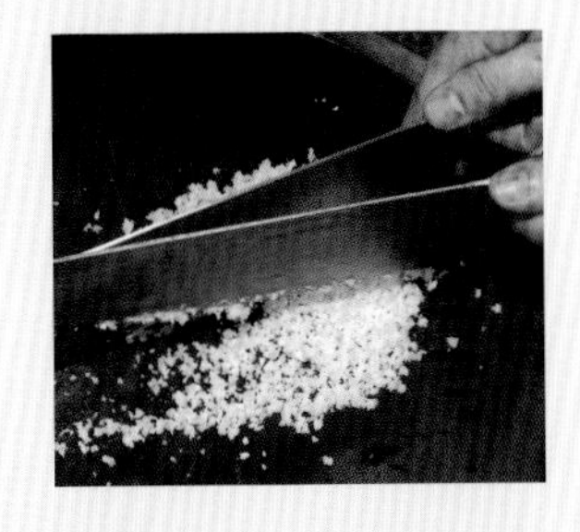

5 取出擠乾水分後再剁成泥。

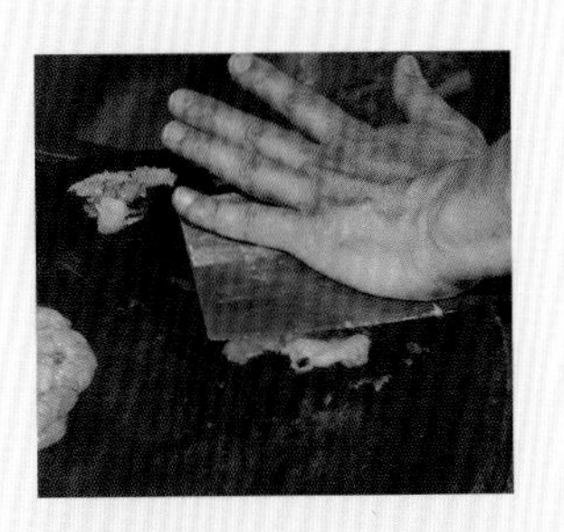

6 蝦仁用刀面壓成泥。

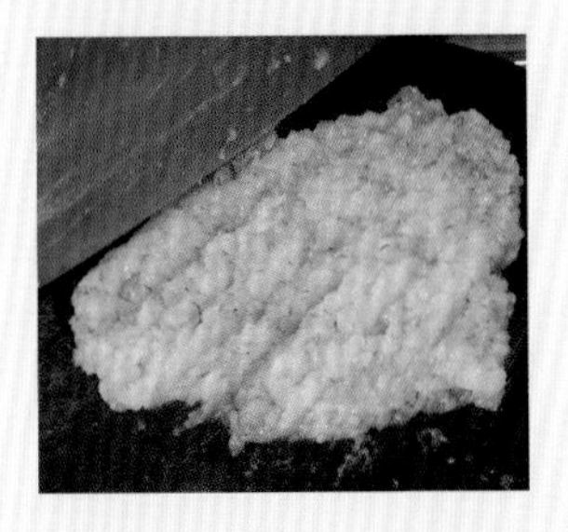

7 再用刀充分剁過，越細越好。

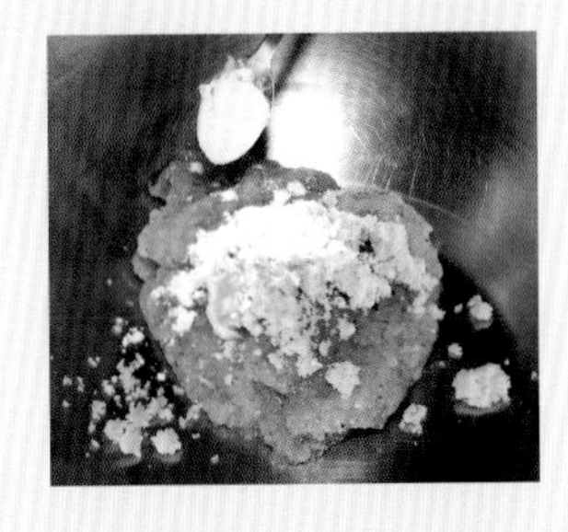

8 在大碗中放入蝦泥、荸薺泥和板油，並加入白胡椒粉及少量太白粉拌勻。

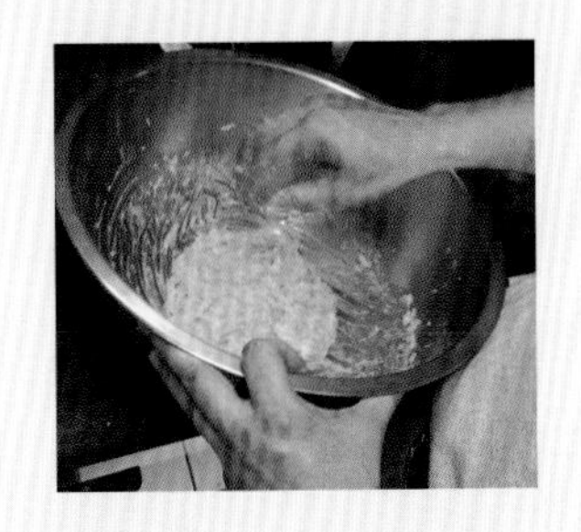

9 拌勻後抓起蝦泥不斷摔打，盡其所能多摔打幾次，打到出筋。

摔打越多，蝦丸口感越脆，判斷方法之一是蝦泥越來越不黏手，如果可以最好隔著冰塊摔打。

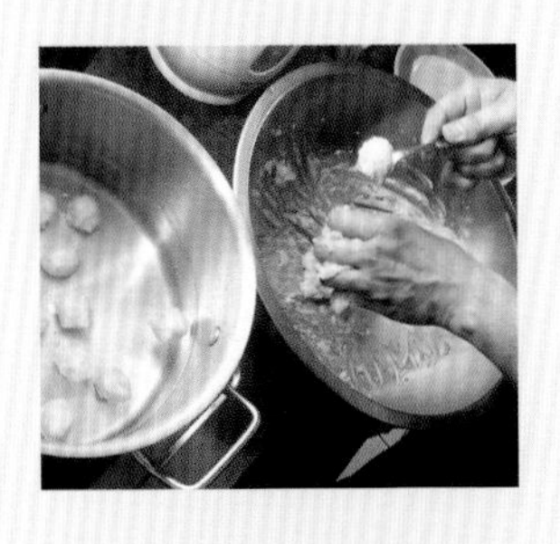

10 燒一鍋 80～90℃的熱水，手中抓起蝦漿利用虎口擠出一顆顆適當大小的丸子，用一根湯匙撈起該蝦丸，放入熱水中。

湯匙每一次使用前先沾水可防沾黏。

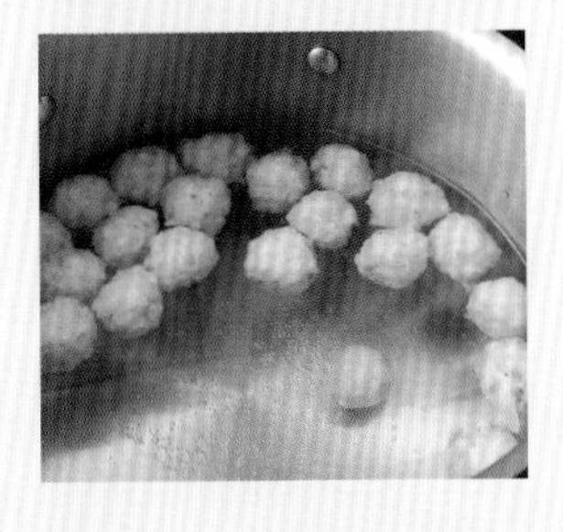

11 以中小火煮蝦丸，煮到丸子浮起（約 20 秒）即可撈起。放冷後保存於凍庫。

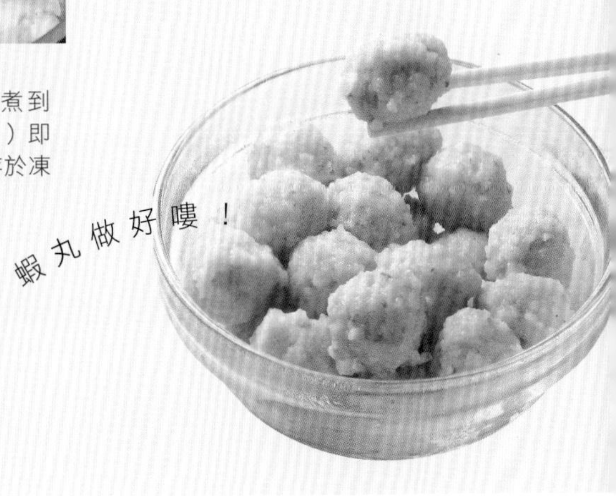

蝦丸做好嘍！

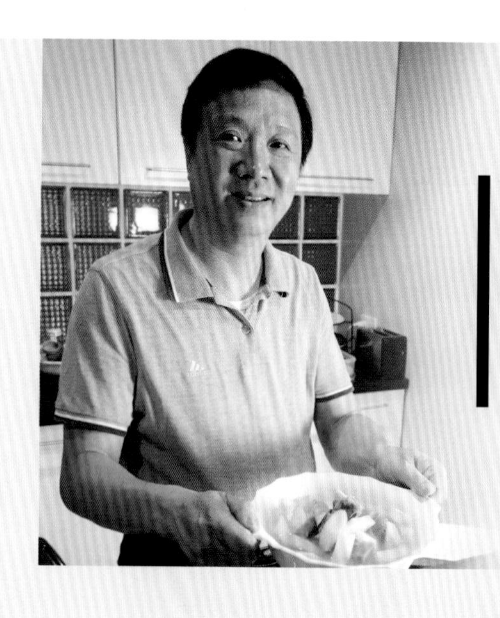

附錄　2

教你在家做 **魚丸**

做魚丸最重摔功，摔出筋的同時也摔出口感勁道，
自己親手做的魚丸新鮮又好吃！

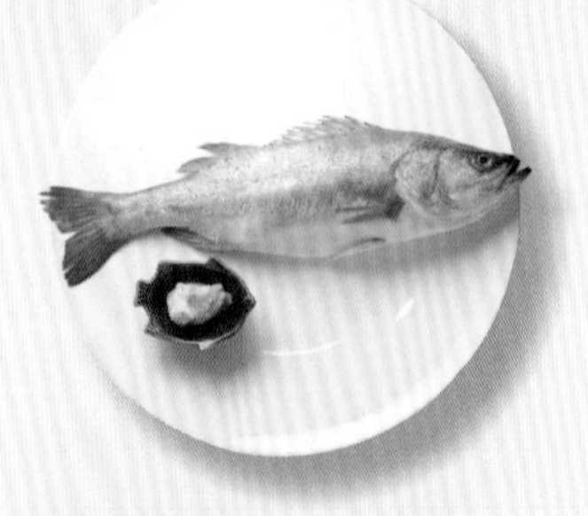

材料（30粒）：

白蝦或草蝦 300 公克、板油 30 公克、
荸薺 80 公克（可放可不放）、白胡椒粉、太白粉各少許

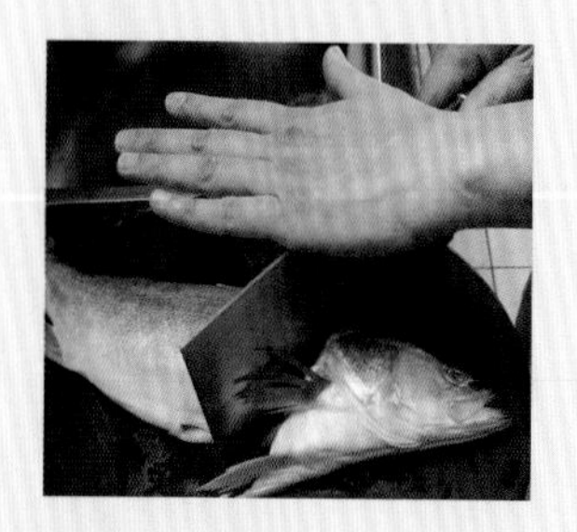

1 鱸魚去頭尾。

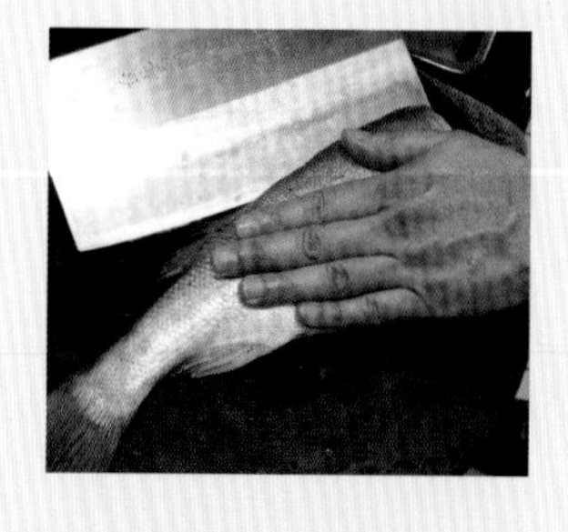

2 沿著骨頭邊取下魚肉。

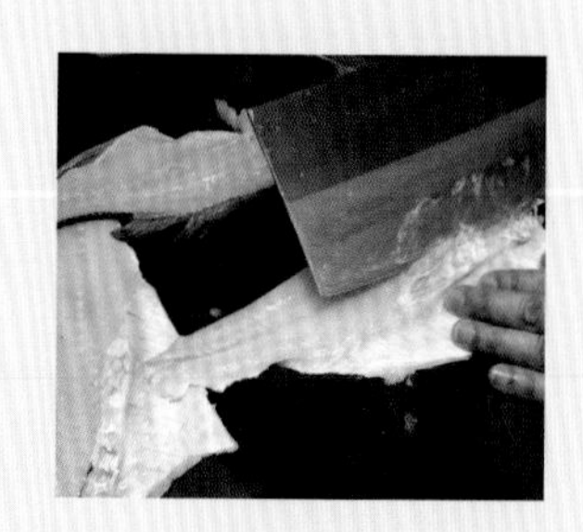

3 剔去細骨及魚刺。

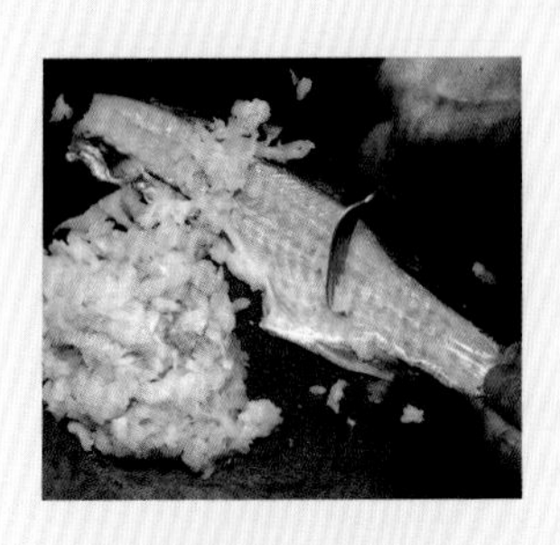

4 用叉子將魚肉刮下。

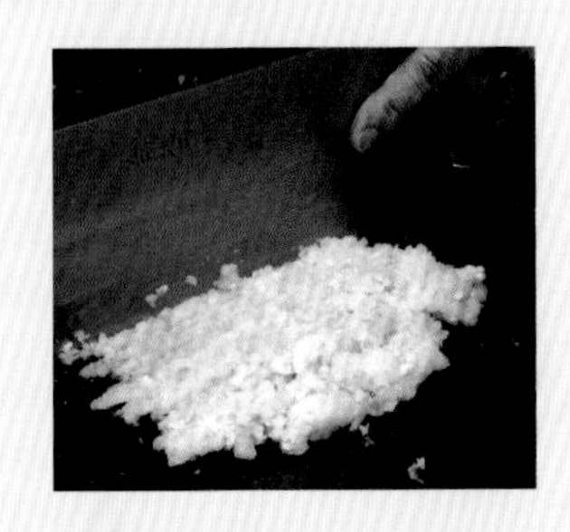

5 用刀剁、壓成泥。

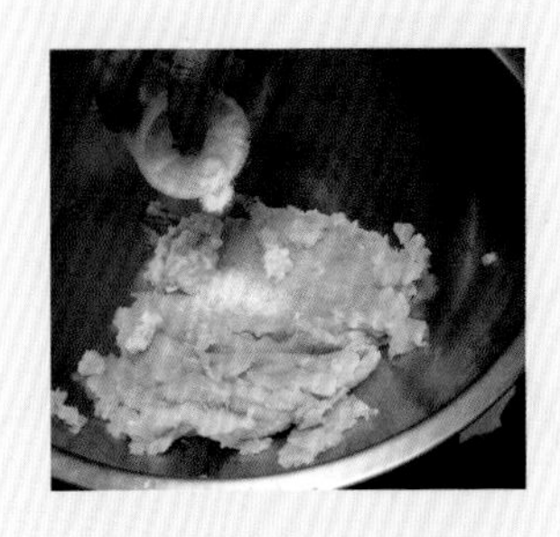

6 將所有材料放在大碗中。

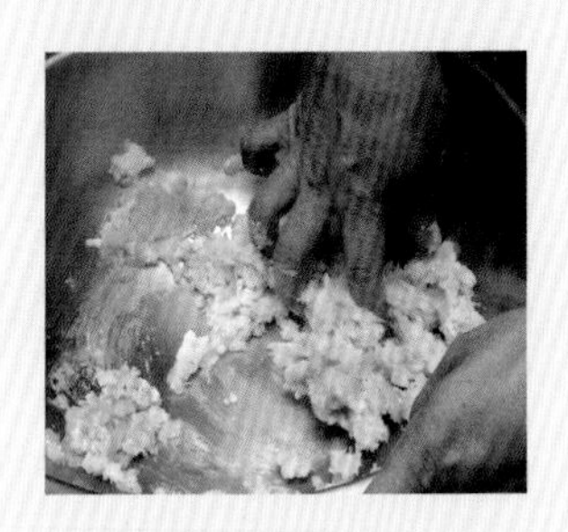

7 順一個方向拌勻。

拌時手呈鷹爪狀。

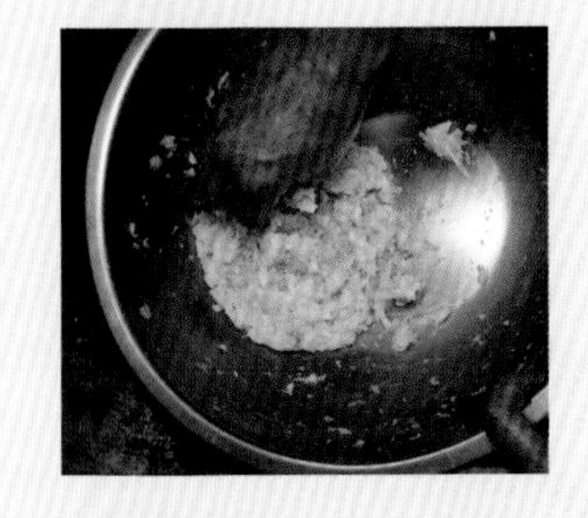

8 摔打拌勻的魚漿，盡其所能多摔打幾次，起碼 5 分鐘以上，摔打越多，魚丸的口感越脆。

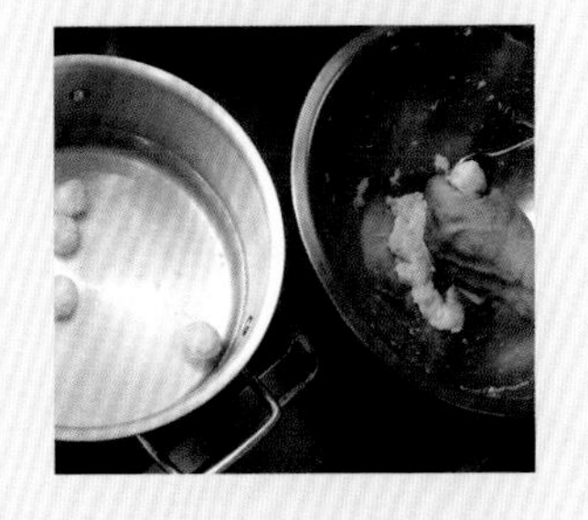

9 燒一鍋 80～90℃的熱水，手掌抓取魚漿，利用虎口擠出一顆顆丸子，用湯匙舀取該魚丸放入熱水中。

湯匙每一次使用前先沾水可防沾黏。

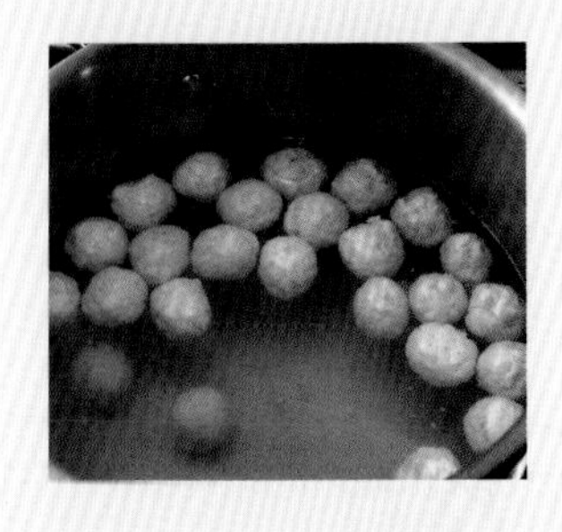

10 以中小火煮魚丸，煮到丸子浮起即可撈起。放冷後保存於凍庫。

魚丸做好嘍！

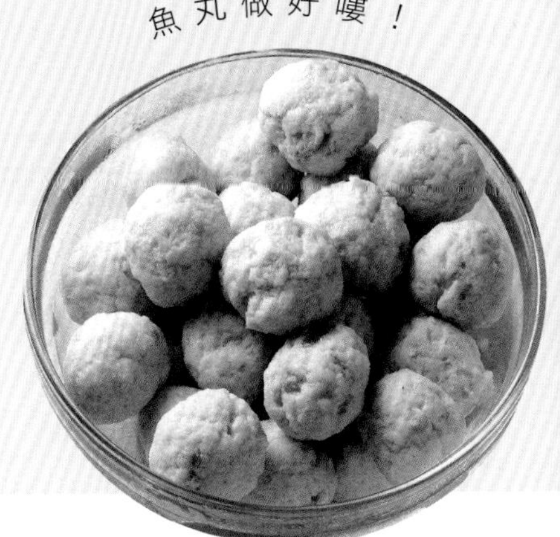